Reich/Kröger
Essstörung:
Gesunde Ernährung wiederentdecken

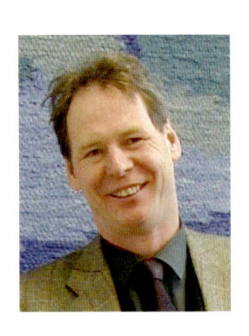

**Der Autor:**

Günter Reich, Jg. 1952, Prof. Dr. phil. Diplom-Psychologe, Psychoanalytiker. Er leitet die Ambulanz für Familientherapie und für Essstörungen der Klinik und Poliklinik für Psychosomatik und Psychotherapie der Universität Göttingen. Er ist im Kuratorium des Bundesfachverbandes Essstörungen (BFE) tätig und hat zahlreiche Arbeiten zur Entwicklung und Behandlungen von Essstörungen veröffentlicht. Bei TRIAS erschien bereits: Reich/Götz-Kühne/Killius: Essstörungen: Magersucht, Bulimie, Binge Eating, Stuttgart 2004

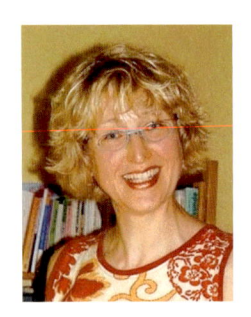

**Die Autorin:**

Silke Kröger, Diplom-Oecotrophologin (Ernährungswissenschaftlerin), Ernährungsberaterin $VDO_E$. Sie ist seit 1991 in der Ernährungsberatung tätig und betreibt eine eigene Praxis in Göttingen. Dort arbeitet sie eng mit der Ambulanz für Familientherapie und für Essstörungen zusammen. Sie berät viele Patientinnen mit Essstörungen.

Dipl.-Psych. Prof. Dr. Günter Reich
Dipl.oec.troph. Silke Kröger

# Essstörung:
## Gesunde Ernährung wiederentdecken

- Praktische Informationen und 56 leckere Rezepte
- So macht's wieder Spaß: Einkaufen, Kochen und Essen gehen
- Schützt vor Rückfällen: bewährte Ernährungsbausteine und Wochenpläne

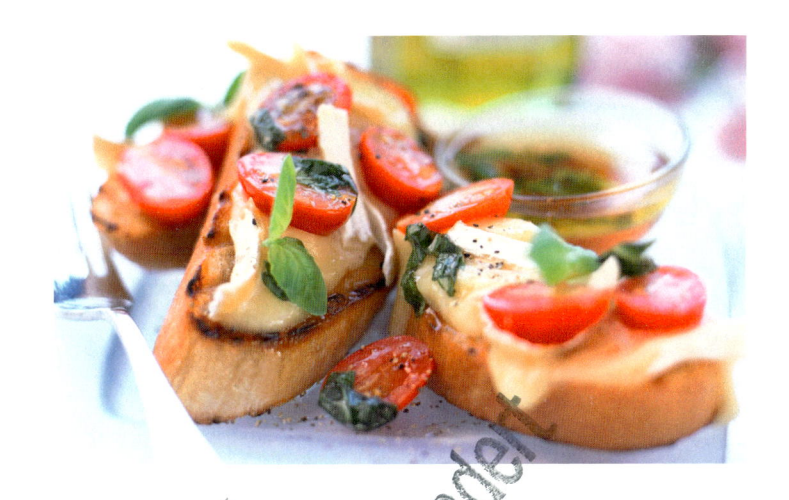

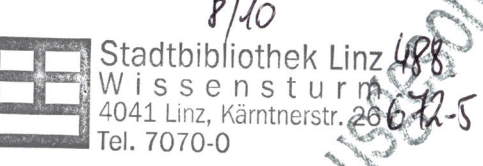

TRIAS

Inhalt

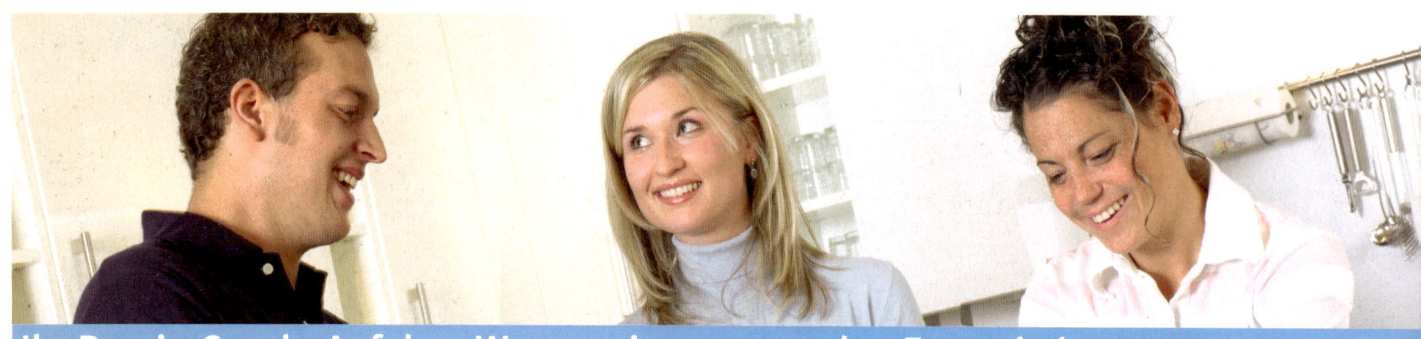

**Ihr Praxis-Coach: Auf dem Weg zu einem gesunden Essverhalten**

| | |
|---|---|
| Was bringt mir dieses Buch? | 10 |
| Warum auch Ernährungsberatung? | 10 |
| Was sollen Essgestörte mit einem Kochbuch anfangen? | 11 |

**Essen und Psyche** 12

| | |
|---|---|
| Merkmale von gestörtem Essverhalten | 12 |
| Welche Formen von Essstörungen gibt es? | 13 |
|     Magersucht | 13 |
|     Bulimie | 13 |
|     Binge-Eating-Störung | 14 |
|     Sind Menschen, die abends oder nachts viel essen, auch essgestört? | 15 |
| Wo liegen die Grenzen der Selbsthilfe? | 15 |
| Wann ist bei Magersucht eine stationäre Behandlung notwendig? | 16 |
|     Stationäre Behandlung bei Bulimie und Binge Eating? | 17 |
| Essstörungen entstehen immer durch das Zusammenwirken mehrerer Einflüsse | 17 |
| **Special:** Welche körperlichen Folgen haben Essstörungen? | 18 |
| Welche seelischen Folgen haben Essstörungen? | 20 |
| Heilungschancen | 20 |
| Probleme im zwischenmenschlichen Bereich | 20 |
| Merken, was man eigentlich möchte | 22 |
| Umgang mit Konflikten: die eigenen Gefühle wahrnehmen | 22 |
| Alternativen zum Hungern oder Essen entwickeln | 25 |
| Krisen, Rückschläge und Rückfälle | 26 |
|     Die Neigung zu alten Verhaltensweisen | 28 |
|     Rückschläge | 29 |
|     Rückfälle | 31 |
| Weitere typische Krisensituationen | 34 |
|     Die häufigsten Probleme im Urlaub | 34 |
|     Einladungen und Familienfeiern | 34 |
|     Seien Sie mutig | 34 |

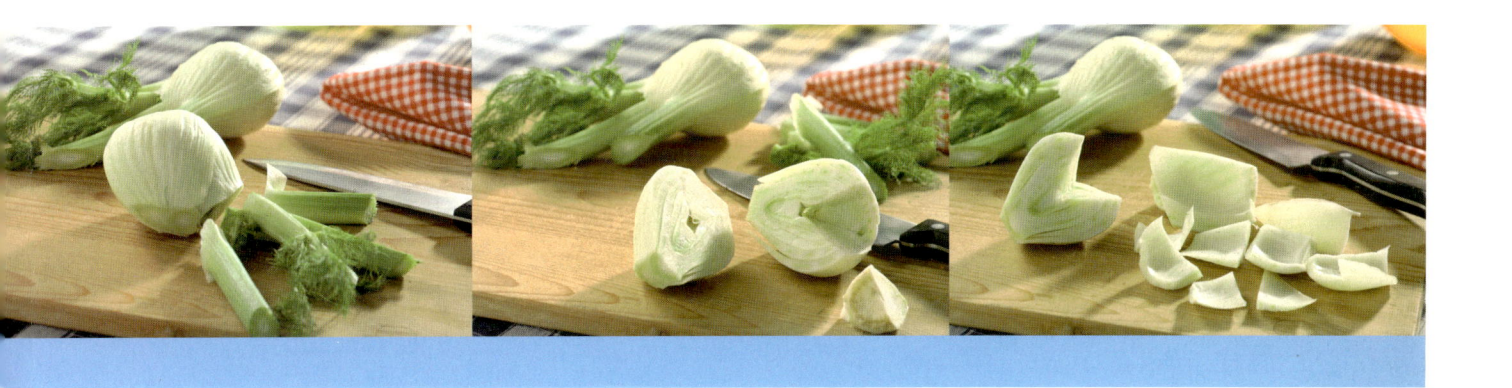

| | |
|---|---|
| Zum eigenen Körper freundlich sein | 35 |
|    Der Vergleich mit anderen | 36 |
|    Für ein besseres Körpergefühl | 39 |
|    Entspannungsübungen | 39 |
| Sport tut gut | 40 |
|    Trainieren im Fitnessstudio? | 40 |
| **Special:** Was Sie beim Sport beachten sollten | 41 |
| **Gesund und regelmäßig essen** | 42 |
| Das richtige Körpergewicht | 42 |
| Diäten und alternative Ernährungsformen | 43 |
|    Verlernt, Körpersignale wahrzunehmen | 43 |
|    Checkliste für Diäten | 45 |
|    Alternative Kostformen – ein Holzweg? | 45 |
| Ist Ihr Nährstoffkonto im Lot? | 45 |
|    Protein bzw. Eiweiß | 46 |
|    Kohlenhydrate | 46 |
|    Fett | 47 |
|    Vitamine | 48 |
|    Mineralstoffe und Spurenelemente | 49 |
| Gezielt und sorglos einkaufen | 50 |
|    Wie gesund sind unsere Lebensmittel? | 51 |
| **Special:** Essregeln | 52 |
| Notfallmaßnahmen bei Rückfällen | 53 |
| **Bewährte Rezepte und praktische Wochenpläne** | 54 |

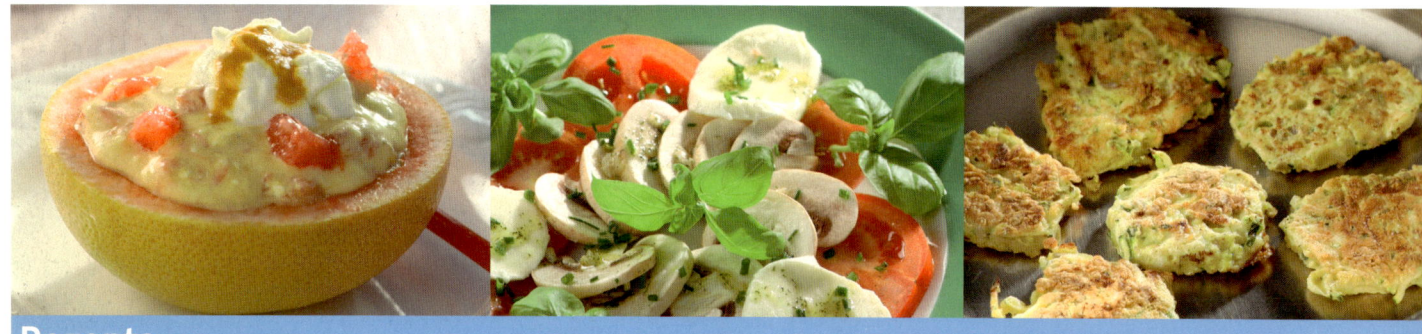

## Rezepte

### Frühstücksideen

| | |
|---|---|
| Mohngrütze | 62 |
| Hüttenkäsebrötchen | 62 |
| Grapefruitkörbchen | 64 |
| Karotten-Frischkäse-Brot | 66 |
| Matjesbrot | 66 |

### Warme und kalte Kleinigkeiten

| | |
|---|---|
| Feldsalat mit Rinderfilet | 70 |
| Feldsalat mit Butterbrötchen | 72 |
| Blattsalat mit Nussdressing | 73 |
| Chinakohlsalat mit Sesam | 74 |
| Karottensalat mit Honig | 74 |
| Kürbissalat mit Apfel | 76 |
| Sellerierohkost | 76 |
| Avocadocarpaccio mit Zitrusfilets | 78 |
| Paprikasalat | 80 |
| Sellerie auf Erdbeeren | 80 |
| Tomaten-Champignon-Salat | 82 |
| Pastinakensalat | 82 |
| Chicorée mit Ingwer | 84 |
| Sommersalat | 86 |
| Steckrüben-Karotten-Salat | 87 |
| Fenchelfrischkost | 88 |
| Hafer mit Gemüsestreifen | 90 |
| Chinakohlgemüse mit Aprikosen und Hirse | 92 |
| Zitronenkartoffeln | 93 |
| Zucchinipuffer | 94 |
| Gemüse-Fingerfood mit Dip | 96 |
| Himbeershake | 96 |
| Gemüsesuppe mit Hafer | 98 |
| Rote-Bete-Suppe | 100 |
| Brokkolisuppe | 100 |
| Kürbissuppe mit Orangenfilets | 102 |
| Hirsesuppe | 104 |
| Karottensüppchen | 104 |
| Rote-Linsen-Suppe | 105 |

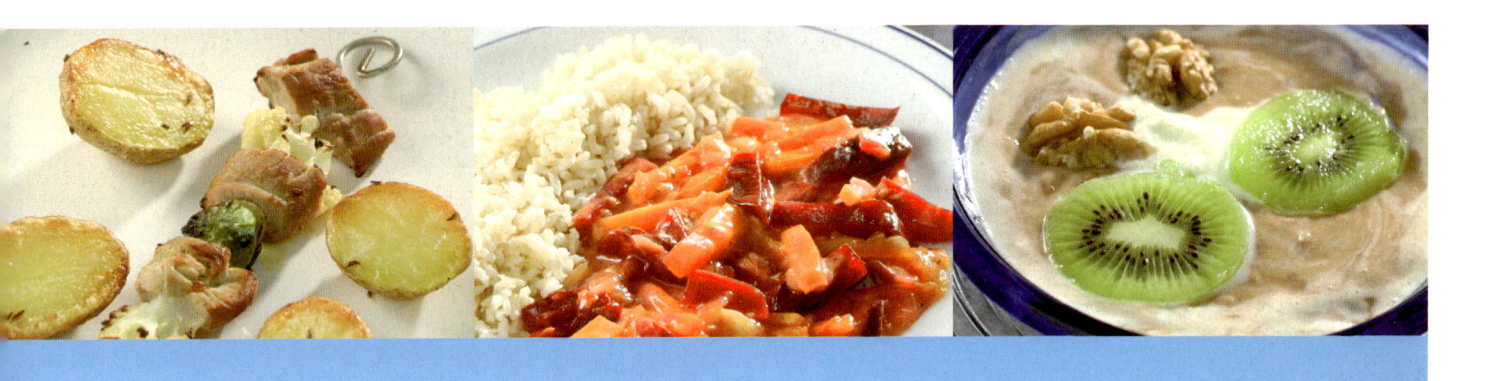

## Warme Hauptgerichte

| | |
|---|---|
| Fisch in Kräutersauce | 108 |
| Bunter Fischtopf | 110 |
| Rotbarsch mit Wirsing | 112 |
| Zucchini-Kohlrabi-Gemüse mit Filet | 113 |
| Bunter Fleischspieß | 114 |
| Gemüse-Ingwer-Pfanne mit Banane | 116 |
| Asiatische Gemüsepfanne | 118 |
| Ratatouille mit Quinoa | 120 |
| Kürbisstreifen in Knoblauchjoghurt | 122 |
| Rote Bete in Orangensauce | 124 |
| Gefüllte Buchweizenpfannkuchen | 126 |
| Karottenpfannkuchen | 128 |
| Bunte Nudelpfanne | 129 |
| Überbackenes Filet mit Tagliatelle | 130 |
| Spirelli mit Roter Bete | 132 |
| Spargel-Bärlauch-Spaghetti | 132 |

## Desserts und Süßspeisen

| | |
|---|---|
| Schwarzwälder Kirschchen | 136 |
| Schoko-Nuss-Creme | 138 |
| Bananen-Joghurt-Creme | 139 |
| Erdbeeren mit Dip | 139 |
| Tofucreme | 140 |
| Orangencreme | 140 |

## Anhang

| | |
|---|---|
| Rezeptverzeichnis | 141 |
| Adressen und Bücher, die weiterhelfen | 142 |

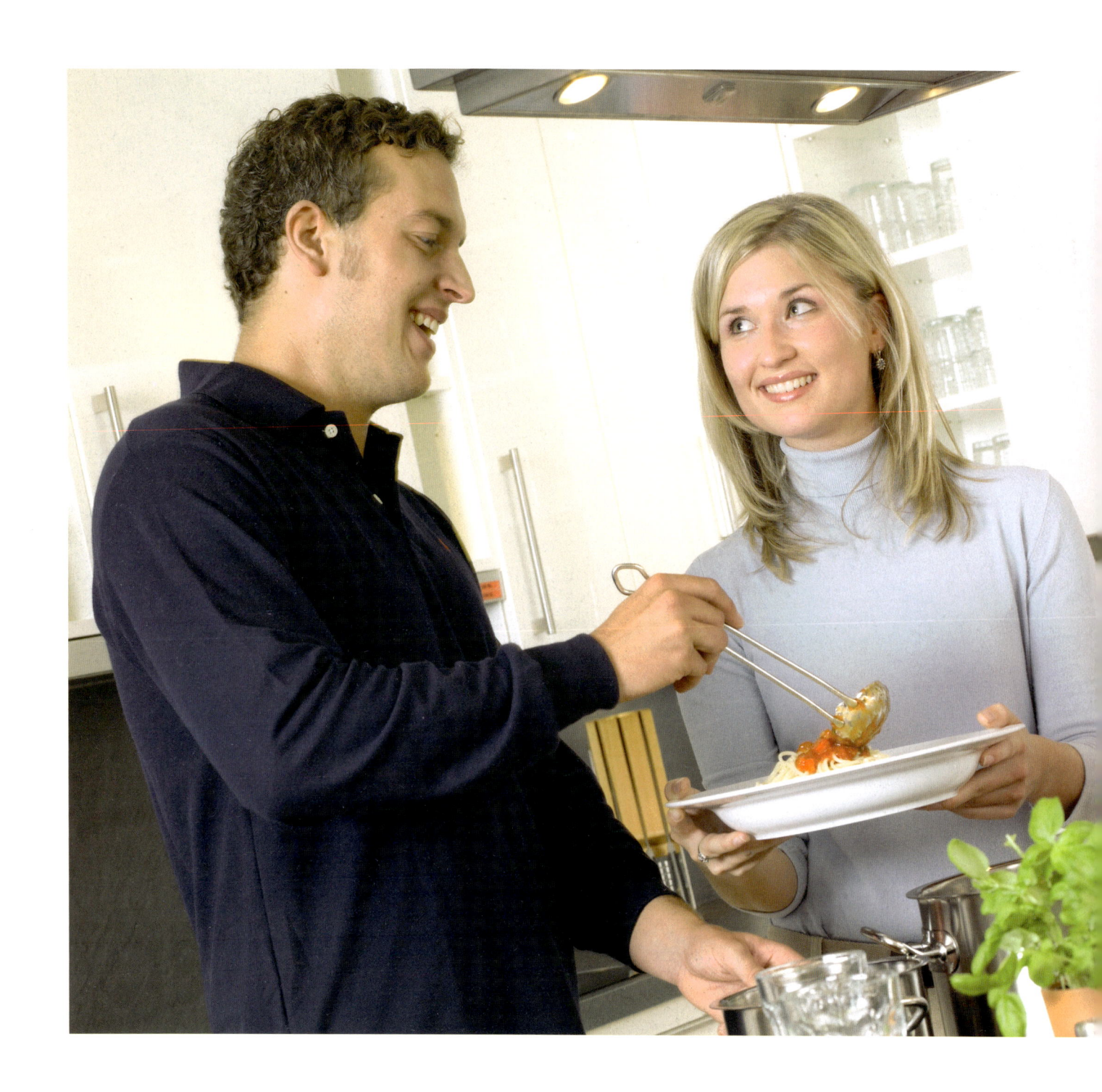

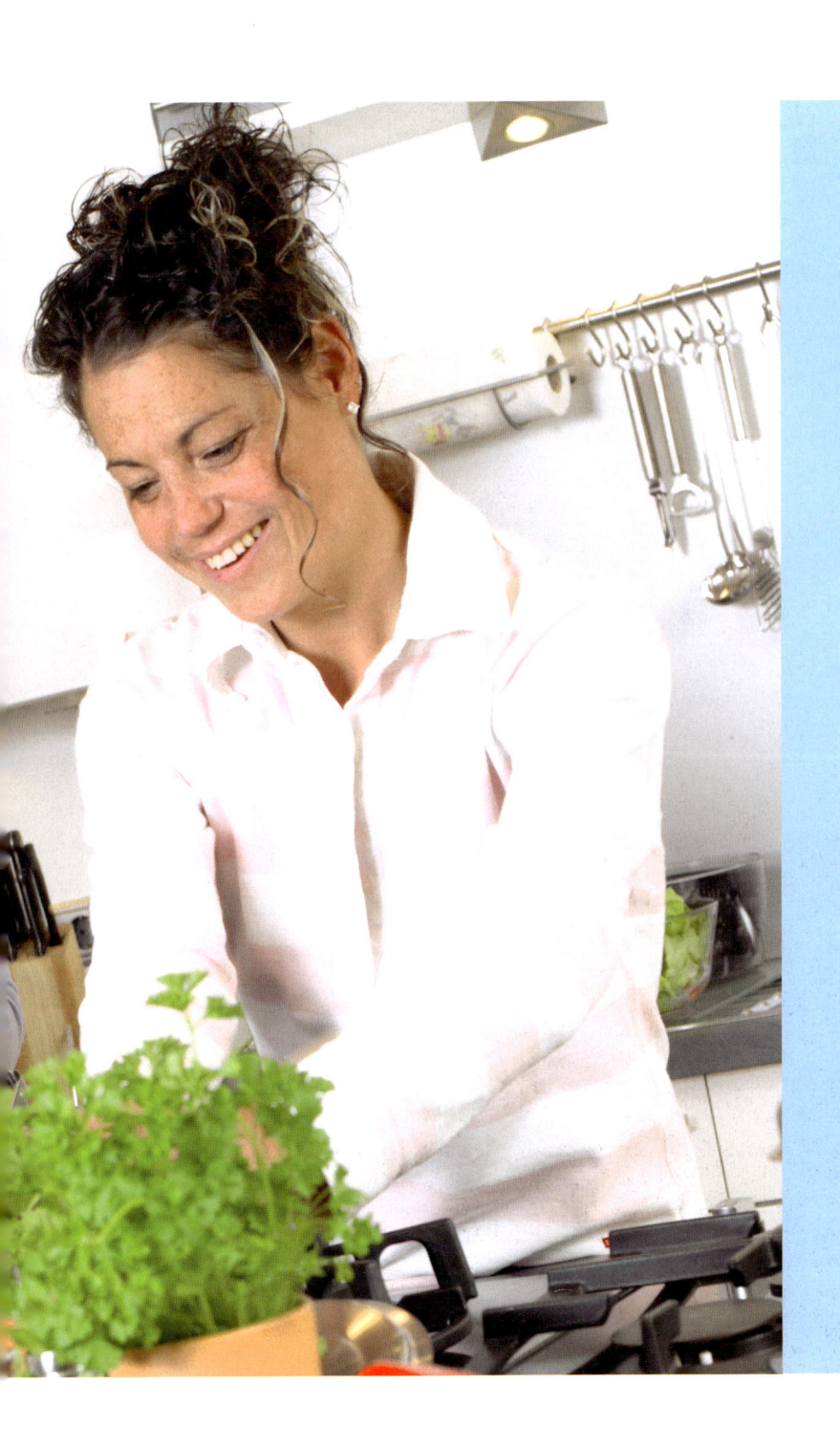

# Einführung

Einführung

# Auf dem Weg zu einem gesunden Essverhalten

Ein entspanntes Verhältnis zum eigenen Körper bekommen, regelmäßig essen und kochen und Hürden gekonnt umschiffen – der Praxis-Coach hilft Ihnen dabei.

## Was bringt mir dieses Buch?

Da wir lange Erfahrungen im Umgang mit Essgestörten haben, möchten wir Betroffenen etwas in die Hand geben, womit sie sich nach einer Therapie bei der weiteren Bewältigung von Essproblemen selbst helfen oder eine laufende Behandlung unterstützen können.

Dieses Buch kann aber auch beim Vorbeugen helfen! Wenn Sie bislang hin und wieder an sich bemerkt haben, dass Sie sich zu dick fühlen, obwohl Sie normalgewichtig sind, oder wenn Sie manches Mal weiteressen, obwohl Sie satt sind, dann kann Ihnen dieses Buch helfen gegenzusteuern. Wir möchten damit klar machen, dass Sie selbst einiges tun können und auch tun müssen, um wieder zu einem normalen Essverhalten zu kommen.

Wir möchten Ihnen darüber hinaus etwas mehr Sicherheit im Umgang mit Ihrer Erkrankung oder dem, was davon geblieben ist, geben. Und wir wollen Ihnen zeigen, dass Sie nicht allein dastehen. Sicherlich wird Ihnen die eine oder andere Betroffene mit ihrem Bericht aus der Seele sprechen. Sie werden erkennen, dass Sie mit vielen anderen Essgestörten oder ehemals Essgestörten in einem Boot sitzen. Dieses Buch soll Sie zum aktiven Handeln auffordern. Lesen, verstehen und anwenden, eben ein Praxis-Coach!

## Warum auch Ernährungsberatung?

Psychotherapie und medizinische Betreuung sind zur Behandlung einer Essstörung absolut notwendig. Ein zentraler Baustein einer erfolgreichen Behandlung ist die konkrete Veränderung des Essverhaltens.

Viele Essgestörte haben sich im Laufe der Erkrankung zu Spezialistinnen oder Spezialisten in Sachen Ernährung und Kalorienzählen entwickelt. Es scheint auf den ersten Blick also gar nicht nötig zu sein, neben einer psychotherapeutischen Behandlung eine Ernährungsberatung in Anspruch zu nehmen. Dem müssen wir vehement widersprechen. Essgestörte suchen sich all zu oft leider nur selektiv die Daten und Informationen heraus, die der Aufrechterhaltung Ihrer Erkrankung dienen. Zum Beispiel orientieren sich viele Essgestörte an dem Fettgehalt von Nahrungsmitteln. Sie sind der Meinung, dass nur fettarme Lebensmittel gesund seien, und versuchen, alle fetthaltigen Speisen zu vermeiden. So verstärken sich krankhafte Verhaltensweisen, die im Laufe der Zeit zu massiver Mangelernährung führen.

Hinzu kommen die tausend Tipps von Angehörigen und Freunden. Selbst wenn Sie einsichtig sind und wieder ein normales Essverhalten erlernen wollen, haben Sie in der Regel viele falsche Vorstellungen über das richtige Essen im Kopf. Es kann auch durchaus sein, dass Sie nicht nur unter einer Körperschema-Wahrnehmungsstörung leiden, sondern die Portionsgrößen und Lebensmittelmengen völlig fehl einschätzen.

**Ernährungsberatung kann Ihnen helfen,** sich wieder ausgewogen und abwechslungsreich zu ernähren. Außerdem können dort alle Unsicherheiten und Fragen rund um die Ernährung geklärt werden. Sie werden individuell betreut und die Beraterin hilft Ihnen, neue Lebensmittel in Ihren Speiseplan einzuführen und zu experimentieren. Wenn Sie unter einer Mangelernährung leiden, können Sie mit Hilfe einer fachlichen Betreuung Ihre Mängel wieder aus-

**MEHR WISSEN**

### Anfang

„Ich hatte mir angewöhnt, alles zu protokollieren, was ich aß. Das hatte mir mehr Sicherheit gegeben und ich hatte das Gefühl, alles im Griff zu haben, eben alles zu kontrollieren. Häufig saß ich dann abends vor meinem Protokoll und war frustriert: Ich hatte hier und da wieder tausend Dinge genascht! Furchtbar. Ich fühlte mich dick und gierig. Wieder konnte ich nicht widerstehen. Für den nächsten Tag nahm ich mir dann vor, nichts zu essen. Erst als ich die Ernährungsprotokolle mit meiner Ernährungsberaterin durchging, wurde deutlich, dass ich kaum etwas gegessen hatte. Naschen war für mich immer nur ein Teelöffel hiervon und davon. In der Summe ergab es nie eine richtige Mahlzeit. Nur ich dachte, dass ich viel zuviel gegessen hatte. Dabei war es fast nichts. Zuerst konnte ich das gar nicht glauben, aber die Ernährungsberaterin war stur und hat mir alles deutlich erklärt und ausgerechnet. Als sie mir dann die notwendigen Mengen darstellte und wir versuchten, damit einen Tagesplan aufzustellen, bekam ich es zunächst mit der Angst zu tun und musste weinen. Mein Gott, wie soll ich drei Scheiben Brot am Tag essen? Es erschien mir wie ein großer Berg. Erst nach zwei Monaten hatte ich dieses Teilziel wirklich erreicht. Es war schwer, aber es musste sein."

*Sonja, 24 Jahre, ehemals anorektisch*

gleichen. Dadurch vermeiden Sie ernsthafte körperliche Schäden. Essanfälle können schneller reduziert werden. Hinzu kommt noch, dass eine außen stehende Person auf Ihr Ernährungsprotokoll und auf Ihren Speiseplan achtet, so vermeiden Sie Konflikte und Kontrollfunktionen von Familie und Freunden.

Wenn Sie nur unter der Kontrolle von Eltern oder Partner essen können, werden Sie kaum wirklich gesund werden. Es ist wichtig, schnell unabhängig von Ihren Bezugspersonen Ihren Speiseplan zu managen. Ernährungsberaterinnen arbeiten in der Regel eng mit Psychotherapeuten und Ärzten zusammen. Im Serviceteil finden Sie eine Kontaktadresse, unter der Sie kompetente Ernährungsberaterinnen (Diplom-Oecotrophologen) finden.

### Was sollen Essgestörte mit einem Kochbuch anfangen?

Zunächst wird es für Sie vielleicht eine Hemmschwelle geben, als Essgestörte oder ehemals Essgestörte ein Kochbuch in die Hand zu nehmen. Gerade weil Essgestörte in der Auswahl Ihrer Lebensmittel und Speisen sehr unsicher sind, ist es sinnvoll, ihnen hierbei mit konkreten Anregungen zu helfen. Eine abwechslungsreiche und vollwertige Ernährung speziell für Essgestörte soll Sie anregen, wieder mit Kreativität an das Essen zu gehen und sich wirklich darum zu kümmern. Dieses Kochbuch soll Ihnen helfen, wieder mit Freude und Genuss zu essen. Sie können endlich den Kopf frei machen vom ständigen Kalorienzählen und dem Gedanken: „Esse ich jetzt etwas oder nicht oder doch oder was darf ich jetzt noch …".

Unser Buch soll Ihnen den Einstieg in ein normales Essverhalten ebnen und es soll Sie in Krisenzeiten unterstützen, wieder neu zu beginnen. Mit dieser Hilfe werden Sie zukünftig Diäthefte und entsprechende Zeitschriften links liegen lassen können. Sie machen ab heute keine Diät mehr, sondern gehen Ihren eigenen Weg!

Wir wünschen Ihnen guten Appetit!

*Silke Kröger und Günter Reich*

Einführung

# Essen und Psyche

Ein langjähriger verbreiteter Irrtum ist, dass es ein Idealgewicht gibt. Der gesunde Gewichtsbereich ist in der Regel breit angelegt und variiert mit dem Alter. Zudem spielt das Geschlecht eine Rolle (Seite 42).

Natürlich hängen Hunger und Sättigung sowie die Veränderungen des Appetits auch von emotionalen Faktoren ab. Manchen schlagen Ärger und Leistungsdruck „auf den Magen". Manche Menschen essen besonders viel in Spannungssituationen. Hierbei werden oft bestimmte Nahrungsmittel bevorzugt, z. B. Fetthaltiges und/oder Süßes. Diese Veränderungen des Essverhaltens sind in der Regel situativ, manchmal werden sie zu Gewohnheiten. Hier liegt aber in aller Regel noch kein gestörtes Essverhalten vor.

**Gestörtes Essverhalten können Sie an folgenden Merkmalen erkennen:**

**Sie haben Angst vor dem Essen.** Sie sind unsicher, welche Menge und welche Art der Nahrung angemessen ist. Sie fürchten, „zu viel" oder „falsch" zu essen. Sie fürchten vielleicht auch, dass das Essen gänzlich aus der Kontrolle geraten könnte.

**Sie orientieren sich in Ihrem Essverhalten an Äußerem.** Ob Sie hungrig oder satt sind, spielt keine Rolle und wird in den Hintergrund gedrängt. Sie achten darauf, wie viel oder wie wenig die anderen essen, versuchen z. B., nicht mehr zu essen als diese oder bestimmte Nahrungsmittel, die diese essen, z. B. Pommes frites, zu vermeiden; dies, obwohl Sie eventuell auch Appetit darauf hätten. Oder Sie richten Ihr Essverhalten ganz strikt nach der Uhrzeit oder nach der Kalorienzahl und dulden keine Abweichungen.

**Sie haben ein rigides Essverhalten:** Dann ist Ihr Essen völlig durch feste Zeiten und Pläne sowie die strikte Einteilung in „erlaubte" und „unerlaubte" Nahrungsmittel gekennzeichnet. Eigentlich gelüstet es Sie manchmal nach den „verbotenen" Nahrungsmitteln, oft nach Zucker- und/oder Fetthaltigem. Aber Sie verkneifen es sich.

**Sie haben ein chaotisches Essverhalten entwickelt.** Ihr Essrhythmus ist nicht vorhersehbar. Sie lassen Mahlzeiten bewusst oder versehentlich aus, z. B. wenn Sie sich in Ihre Arbeit oder das Internet vertieft haben. Dann wiederum essen Sie so viel, dass Ihnen der Bauch wehtut. Oder aber Sie essen bestimmte Nahrungsmittel manchmal lange Zeit gar nicht und dann wieder „nur", z. B. Kuchen, Obst, Milchprodukte.

**Ihr Essverhalten ist abwechselnd rigide und chaotisch:** Dann essen Sie zeitweilig streng kontrolliert, in anderen Phasen wiederum lassen Sie jegliche Kontrolle fallen und beachten Ihre Körpersignale nicht, z. B. ein Völlegefühl.

**Ihre Gedanken werden von Essen und Essverhalten kontrolliert:** Sie überlegen intensiv, was Sie essen sollen, essen dürfen und was nicht. Wägen dies über den Tag immer wieder detailliert ab.

**Ihr Essverhalten ist sehr stark von Ihrem Gewicht abhängig:** Zeigt die Waage nach oben, bekommen Sie Angst und beginnen, bestimmte Nahrungsmittel oder ganze Mahlzeiten wegzulassen, treiben mehr Sport oder nehmen sogar Abführmittel oder Appetitzügler ein. Es gibt auch noch eine andere Form der Gewichtsabhängigkeit des Essverhaltens. Manche Menschen essen völlig unkontrolliert, wenn ihr Gewicht eine bestimmte Marke überschritten hat, nach dem Motto: „Jetzt ist sowieso alles egal. Die nächste Diät wird es schon wieder herausreißen."

**Ihr Essen hängt in starkem Maße von Ihrer Stimmung ab.**
Sind Sie niedergeschlagen, essen Sie unter Umständen wenig. Langweilen Sie sich, essen Sie mehr als sonst. Dies kann völlig unabhängig vom normalen Essrhythmus sein. Es kann diesen sogar dominieren.

**Für Sie ist Essen das Mittel, um mit Anspannung fertig zu werden.** Bei Anspannung reagieren Sie, indem Sie mehr oder manchmal auch weniger essen. Oder Sie verzehren bei Stress Nahrungsmittel, die Sie sonst meiden würden (z. B. Kuchen, Schokolade oder Fettes).

## Welche Formen von Essstörungen gibt es?

Gegenwärtig werden drei Hauptformen von Essstörungen unterschieden:

- Magersucht oder Anorexie (Anorexia nervosa)
- Bulimie (Bulimia nervosa)
- Essstörung mit Fressanfällen (Binge-Eating-Störung).

Die gängigen Diagnose-Schemata unterscheiden auch noch die sonstigen bzw. nicht näher bezeichneten Essstörungen. Dies sind Störungen, die nicht eindeutig einer der genannten Hauptformen zugeordnet werden können. Adipositas ist für sich genommen noch keine Essstörung. Starkes Übergewicht kann mit gestörtem Essverhalten zusammenhängen, ist es häufig auch, allerdings nicht immer.

Eine krankheitswertige Essstörung muss immer durch eine Fachfrau oder einen Fachmann diagnostiziert werden: Durch einen Arzt, einen Psychologischen Psychotherapeuten oder einen Kinder- und Jugendlichenpsychotherapeuten. Erst die fachgerechte Einschätzung einer Störung ermöglicht die Entscheidung über eine angemessene Behandlung.

**Magersucht.** Bei einer Magersucht (Anorexia nervosa) liegt das Gewicht mindestens 15 Prozent unter dem in der jeweiligen Altersgruppe erwarteten oder unter einem Body Mass Index (Seite 42) von 17,5. Die Betroffenen essen eingeschränkt und vermeiden Speisen mit viel Kalorien. Um Gewicht zu verlieren, erbrechen sie, nehmen Abführ- oder Entwässerungsmittel oder Appetitzügler. Hinzu kann übertriebene körperliche Betätigung kommen. Oft werden mehrere dieser Maßnahmen zusammen eingesetzt.

Magersüchtige entwickeln eine sogenannte Körperschema-Störung. Sie haben Angst, dick zu werden, obwohl Sie untergewichtig, oft sogar extrem untergewichtig sind. Häufig besteht die Angst, über ein bestimmtes, sehr niedrig angesetztes Gewicht hinaus zuzunehmen. Anorexie ist von Hormonstörungen begleitet: Bei Mädchen und Frauen setzt die Regelblutung aus. Und in den Fällen, in denen eine Magersucht bereits vor der Pubertät begann, finden die entsprechenden weiteren körperlichen Entwicklungsschritte gar nicht erst statt. Die Folgen der Erkrankung und der schlechte körperliche und seelische Zustand werden von den Betroffenen verleugnet – die Krankheitseinsicht fehlt in den meisten Fällen. Magersucht beginnt in der Regel zwischen 14 und 18 Jahren, manchmal auch später, aber selten früher.

**Bulimie.** Menschen mit Bulimie (Bulimia nervosa) beschäftigen sich andauernd mit dem Essen und haben eine Gier nach Nahrungsmitteln, die phasenweise als unwiderstehlich erlebt wird. Es kommt zu Essattacken mit Kontrollverlust. Große Mengen Nahrung werden in kurzer Zeit gegessen – zugleich haben Bulimikerinnen Angst vor Gewichtszunahme. Daher führen die Betroffenen Erbrechen herbei, manchmal tritt dies auch spontan auf. Auch Abführmittel, Hungerperioden oder Appetitzügler, Schilddrüsenpräparate oder Entwässerungsmittel kommen zum Einsatz. Sport wird ebenfalls zur Gewichtsabnahme betrieben, da die Angst, dick zu werden, oft sehr ausgeprägt ist.

Bulimikerinnen haben häufig eine scharf markierte Gewichtsgrenze (oftmals im Untergewichtsbereich) entwickelt, über die hinaus sie nicht zunehmen wollen. Bulimikerinnen sind aber auch normal-, bisweilen sogar übergewichtig. Ihr Gewicht liegt nicht unter der Magersuchtsgrenze von einem BMI 17,5, da es sich ansonsten um eine Magersucht mit bulimischen Zügen, also eine Mischerkrankung handeln würde.

In der Vorgeschichte von Bulimikerinnen finden sich häufig Diätversuche oder Fastenperioden, manchmal mit einem phasenweisen Gewicht unter der Magersuchtsgrenze, bevor dann das bulimische Essverhalten einsetzt. Zuweilen kommt es zu einem vorübergehenden Aussetzen der Regelblutung.

**Binge-Eating-Störung.** Die Binge-Eating-Störung ist durch Essanfälle gekennzeichnet, die immer wiederkehren und als nicht kontrollierbar erlebt werden. Während dieser Essanfälle werden deutlich größere Mengen verzehrt, als sie ein normaler Mensch unter ähnlichen Umständen zu sich nehmen würde: oft ohne Hunger, wesentlich schneller als normal und bis zu einem unangenehmen Völlegefühl. Die Betroffenen schämen sich wegen ihres Essverhaltens – vor allem wegen der Menge. Von daher finden die Essanfälle meist allein statt. Im Nachhinein treten dann regelhaft Gefühle von Selbstekel, Deprimiertheit oder ausgeprägter Schuld und Beschämung auf. Die Fressanfälle sind mit einem deutlichen Leidensgefühl verbunden. Binge-Eating-Störungen sind nicht selten mit Übergewicht gekoppelt, da die für die Bulimie typischen

## MEHR WISSEN

### Orthorexie – eine neue Essstörung?

In der letzten Zeit wird eine neue Essstörung diskutiert, im Internet, aber auch in Fachkreisen: die Orthorexie. Was verbirgt sich hinter diesem Namen? Bei der Orthorexie handelt es sich um „krankhaftes Richtigessen" bzw. „krankhaftes Gesundessen" (orthos griech. = richtig). Diese Form gestörten Essverhaltens scheint unter Männern stärker verbreitet zu sein als unter Frauen. Bei den anderen genannten Essstörungen, insbesondere bei der Magersucht und der Bulimie, ist es umgekehrt. Die Betroffenen unterscheiden strikt zwischen erlaubten und nicht erlaubten Nahrungsmitteln. Für die Auswahl wird häufig extrem viel Zeit aufgewandt, manchmal mehrere Stunden täglich. Das Zählen oder Berechnen von Kalorien, Vitaminen, Nährwert, Schadstoffen und Ähnlichem hat einen sehr hohen Stellenwert. Die erlaubte Nahrungsmittelmenge wird Schritt für Schritt reduziert. Ebenso essen Orthorektiker mit der Zeit immer seltener mit Genuss und nehmen daraufhin ab. Auch hier kann es durch Mangelernährung zum Aussetzen der Menstruationsblutung bei Frauen kommen. Es besteht die Gefahr von Herz-Kreislauf- und anderen Mangelerkrankungen. Leider neigen die Betreffenden oft dazu, die Folgen der Mangelernährung als Anzeichen einer „Entgiftung" fehlzudeuten, z. B. Bauchkrämpfe, Kopfschmerzen, Durchfälle oder Haarausfall.
Wie die anderen Essstörungen auch, führt diese Erkrankung häufig zur sozialen Isolierung. Diejenigen, die die Störung entwickeln, haben auch häufig ein Gefühl von moralischer Überlegenheit über andere. Sie sind selbstgerecht, weil sie ja das Richtige tun. In der Regel werden die anderen als „Schlechte-Kost-Esser" verachtet. Nicht selten treten in dieser Form Essgestörte als Missionare auf. Manchmal finden sich sogar sektenartige Zusammenschlüsse. Bei Abweichungen von den rigiden Essregeln treten oft Schuldgefühle auf, die überwertigen Ideen können in manchen Fällen bis hin zu wahnhaften Zügen ausgestaltet werden. Zumeist besteht bei den Betreffenden keine Krankheitseinsicht.
Siehe hierzu auch den Abschnitt Schlankheitsdiäten und alternative Ernährungsformen (Seite 43)

gegenregulierenden Maßnahmen fehlen. Vereinfacht könnte man sagen, dass eine Essstörung mit Fressanfällen eine Bulimie ohne Erbrechen oder andere gegensteuernde Maßnahmen wie z. B. Abführmittelmissbrauch ist.

Magersucht und Bulimie betreffen in der Regel Mädchen und junge Frauen. Das Ersterkrankungsalter für eine Binge-Eating-Störung ist sehr breit gestreut. Häufig melden sich Frauen zwischen 40 und 50 Jahren wegen dieser Erkrankung in der Sprechstunde.

### Sind Menschen, die abends oder nachts viel essen, auch essgestört?
Dies kann sein, muss es aber nicht. Manche Menschen entwickeln z. B. erst abends, in entspannter Situation, wirklichen Appetit. In südeuropäischen Ländern findet die Hauptmahlzeit oft erst abends, bei kühleren Temperaturen, statt. Tagsüber wird häufig nur eine Kleinigkeit gegessen. Natürlich sind nicht alle Spanier oder Italiener, die dies praktizieren, essgestört. Von einer Essstörung sollte man dann sprechen, wenn abends oder nachts mit einem Gefühl des Kontrollverlustes, wahllos bzw. nur hochkalorisch gegessen wird. Dann würde man von einem sogenannten Nachtesser-Syndrom sprechen, das auch mit Übergewicht verbunden sein kann.

Übergewicht gibt es auch bei sogenannten Daueressern. Hier führen sich Menschen den ganzen Tag, quasi ohne Unterbrechung, Nahrung zu, ohne einen Hunger- und Sattheitsrhythmus zu entwickeln. So können z. B. Schülerinnen oder Schüler, die unter einem Daueresser-Syndrom leiden, das Essen während der Schulstunden nicht unterdrücken, sondern essen offen oder heimlich weiter, oft mit entsprechenden sozialen Konflikten.

### Wo liegen die Grenzen der Selbsthilfe?
Bei einer Essstörung von Krankheitswert ist eine Fachpsychotherapie notwendig, oft auch eine ärztliche Behandlung, Selbsthilfe kann hier nur eine Unterstützung sein. Diese Unterstützung ist wertvoll, weil die Betroffenen sich selbst bemühen, ihrer Essstörung aktiv zu begegnen. Zudem sind Grenzen der Selbsthilfe da gegeben, wo ein gestörtes Essverhalten (nicht eine krankheitswertige Essstörung!) mit emotionalen Störungen, z. B. Depressionen oder Ängsten, verbunden ist. Auch hier ist zunächst eine Fachpsychotherapie erforderlich. Untersuchungen haben allerdings gezeigt, dass therapeutisch angeleitete Selbsthilfe für einen Teil der von Essstörungen Betroffenen sehr hilfreich sein kann. Manche Kliniken und Therapieprogramme machen sich inzwischen auch die neuen Medien (SMS, Internet) zunutze. Nach der Klinikentlassung oder der Beendigung der Therapie stehen die Patientinnen weiterhin mit ihren Therapeuten in Verbindung. Sie versuchen, das in der Behandlung Gelernte umzusetzen, und treten in schwierigen Situationen oder drohenden Rückfällen in Kontakt mit ihren Behandlern, die sie per E-Mail oder SMS unterstützen. Allerdings gibt es bisher keine langfristigen Untersuchungen zu den Ergebnissen dieser Maßnahmen.

**MEHR WISSEN**

### Zermürbender Alltag
Der Alltag kann durch eine Essstörung sehr eingeschränkt sein. Wenn dies der Fall ist, sollten die Betroffenen eine stationäre Aufnahme ernsthaft in Erwägung ziehen. Essstörungen sind weiterhin häufig mit Beziehungsstörungen im sozialen Umfeld verbunden, insbesondere in der Familie und in Partnerschaften. Die Beteiligten verstricken sich in langwierige, fruchtlose und zermürbende Auseinandersetzungen oder gehen ihnen aus dem Weg. Eine stationäre Behandlung kann Betroffene und Angehörige entlasten und den Weg zu neuen Beziehungsmöglichkeiten öffnen. Nach stationären Behandlungen muss die Therapie zumeist ambulant fortgesetzt werden.

Einführung

### Wann ist bei Magersucht eine stationäre Behandlung notwendig?

Essstörungen von Krankheitswert sind sehr ernst zu nehmen. Bei der Magersucht handelt es sich um die insgesamt schwerste Erkrankung, die jemand in der Jugend oder im jungen Erwachsenenalter entwickeln kann. Die Sterberate bei Magersucht ist im Vergleich zu anderen Erkrankungen sehr hoch.

Bei allen Formen von Essstörungen handelt es sich oft um hartnäckige Erkrankungen, die die Tendenz haben, chronisch zu werden. Daher ist häufig eine stationäre Behandlungsphase notwendig. Diese kann in eine ambulante Psychotherapie eingebettet sein oder sogar am Anfang der Behandlung stehen. Die Therapie von Essstörungen benötigt zudem sehr viel Geduld bei allen Beteiligten, den Betroffenen, den Angehörigen und auch den Behandlern. Oft sind auch mehrere Anläufe zur Therapie einer Essstörung notwendig, bevor ein Ansatz schließlich wirkt.

Magersucht mit einem BMI von 14,5 und darunter sollte gemeinhin nicht mehr ambulant behandelt werden. Hier ist eine stationäre Psychotherapie in einer Fachklinik notwendig. Bei einem BMI von 12 und darunter ist die Behandlung in einer medizinischen Klinik notwendig. Wegen der körperlichen Verfassung ist auch Psychotherapie nicht mehr möglich. Zudem macht Magersucht eine stationäre Einweisung erforderlich, wenn der Gewichtsverlust schnell erfolgt.

**Stationäre Behandlung bei Bulimie und Binge Eating?** Bei Bulimie sollte in der Regel stationär behandelt werden, wenn Essanfälle täglich oder mehrmals am Tag auftreten. Dies gilt auch für die Essstörung mit Fressanfällen. Stationäre Therapie ist auch bei häufig auftretenden körperlichen Beschwerden, z.B. Schwindel- oder Schwächegefühlen, notwendig. Zudem machen andere seelische Störungen, z.B. Depressionen und Angstzustände, eine stationäre Behandlung erforderlich.

---

**MEHR WISSEN**

### Helfen Medikamente bei Essstörungen?

Medikamente gegen Essstörungen gibt es nicht. Allerdings können antidepressiv wirkende Medikamente bei der Bulimie helfen, Essanfälle zu begrenzen. Dies gilt auch für die Essstörung mit Fressanfällen. Dauerhaft helfen allerdings nur eine Veränderung des Essverhaltens, eine Veränderung des Bezuges zum eigenen Körper sowie eine veränderte Bewältigung der mit der Essstörung verbundenen emotionalen Probleme.

Medikamente dürfen nur nach gründlicher ärztlicher Untersuchung mit entsprechender ärztlicher Verordnung und Kontrolle genommen werden.

Tritt die Essstörung zusammen mit ausgeprägten depressiven Symptomen auf, sollte in jedem Fall eine antidepressive Mitbehandlung erwogen werden, bei ausgeprägten Angstzuständen durch entsprechende Medikamente. Bei untergewichtigen Patienten wird manchmal Östrogen verschrieben. Hierdurch soll der Kalziumverlust reduziert und das bei Untergewicht bestehende Risiko der Osteoporose vermindert werden. Allerdings kennt man die Wirkungen dieser Behandlungen für Kinder und Jugendliche noch nicht. Zudem gibt es keine Untersuchungen, die gesichert zeigen, dass durch Hormone Osteoporose verhindert werden kann. Manchmal überdeckt die Gabe von Hormonen die Mangelernährung.

## Essstörungen entstehen immer durch das Zusammenwirken mehrerer Einflüsse

Insgesamt muss man heute sagen, dass Essstörungen immer durch das Zusammenwirken einer Reihe von Einflüssen bedingt sind. Diese können individuell sehr unterschiedlich ausgeprägt sein. Sie müssen deshalb in jedem einzelnen Fall untersucht und gewichtet werden. Neben den genannten genetischen spielen gesellschaftliche (Nahrungsüberfluss, Schlankheitsideal), familiäre und persönlichkeitsbedingte Einflüsse sowie die Gruppe der Gleichaltrigen eine wesentliche Rolle, bei Übergewicht zudem häufig Bewegungsmangel. Von daher muss auch eine angemessene Behandlung mehrere Einflüsse berücksichtigen, angehen und die sich selbst verstärkenden Mechanismen der Essstörungen berücksichtigen – also „multimodal" sein.

# Welche körperlichen Folgen haben Essstörungen?

Die Folgen von Essstörungen und die damit verbundenen Störungen der Hunger- und Sattheitsregulierung sind in der Regel gravierend. Häufig können folgende Beschwerden und chronische Erkrankungen auftreten:

**Herz- und Kreislaufstörungen:** Bei Magersucht und auch bei Bulimie sind ein Absinken des Blutdruckes und verlangsamte Herzfunktion nicht selten. Herz-Kreislauf-Störungen stellen bei Magersüchtigen die häufigste Todesursache dar. Sie entstehen durch Störungen im sogenannten Elektrolythaushalt – insbesondere durch Mangel an Kalium. Kreislaufstörungen führen zu einer Minderdurchblutung der Peripherie des Körpers (Füße, Hände, Gesicht) und zu einer verstärkten Kälteempfindlichkeit. Die Folgen von Übergewicht sind ebenso gravierend. Auch hier finden wir Herz- und Kreislauferkrankungen, Verkalkungen der Blutgefäße mit der Folge von Herzinfarkt- und Schlaganfallgefährdung, Bluthochdruck und verstärkte Wassereinlagerungen im Gewebe. Letzteres tritt auch bei der Magersucht auf.

**Hormonstörungen:** Bei allen Arten der Essstörungen können erhebliche Hormonstörungen auftreten. Das Ausbleiben der Menstruation ist eine häufige Begleiterscheinung der Magersucht und manchmal auch der Bulimie. Sie kann im Extremfall zur Unfruchtbarkeit führen. Außerdem kann das Ausbleiben der Monatsblutung über lange Jahre einen Abbau der Knochendichte beschleunigen: Osteoporose droht. Diese sehr schmerzhafte Erkrankung hat Bewegungseinschränkungen und Haltungsschäden zur Folge; die Knochen werden brüchiger.

**Verdauung:** Wer über einen längeren Zeitraum unregelmäßig, zu wenig oder zu viel isst, bekommt unweigerlich Verdauungsbeschwerden. Verstopfung, Blähungen, Hämorrhoiden, Fettstühle und Durchfälle können die Folgen sein. Die Einnahme von Abführmitteln ist nutzlos. Das einfachste und gesündeste Mittel, die Verdauung zu regulieren, sind: morgens nüchtern ein Glas lauwarmes Leitungswasser trinken und regelmäßig zu essen.

**Darmpilze:** Eine häufiger auftretende Erkrankung ist die Bildung einer ungewöhnlich hohen Anzahl von *Candida albicans* in der Darmflora. Darmpilze entstehen durch zu süße und ballaststoffarme Speisen, durch Stress, Antibiotikabehandlungen und Hormonstörungen. Essgestörte können demzufolge auch betroffen sein. Jedoch liegen die Ursachen von ständigen Blähungen häufig nicht im Befall von *Candida albicans*, sondern im unregelmäßigen Essen. Ein Pilzbefall muss ärztlich abgeklärt werden. Dieser muss medikamentös und unter ärztlicher Kontrolle behandelt werden. Essgestörte benutzen diese Erkrankung gern als Ausrede in der Öffentlichkeit, um bestimmte Speisen ablehnen zu können. Genauso sind angebliche Allergien oder Unverträglichkeiten häufig nur vorgeschoben und sollen eine Essstörung vertuschen. Bitte lassen Sie Ihre Verdauungsprobleme von einem kompetenten Arzt untersuchen. Auch Oecotrophologen können genaue Auskünfte geben und Sie entsprechend an die Ärzte weiterleiten.

**Magenbeschwerden:** Zu wenig zu essen hat zur Folge, dass sich der Magen verkleinert. Die Folge sind Krämpfe. Krampfartige Schmerzen entstehen auch aufgrund zu großer Mahlzeiten, weil der Magen überdehnt wird. Ein echtes Magengeschwür kommt eher selten vor. Jedoch können Verätzungen der Speiseröhre durch ständiges Erbrechen zu Druckgefühlen, Sodbrennen und Brustbeinschmerzen führen. Die Gefahr einer Chronifizierung ist groß und Speiseröhrenkrebs kann langfristig die Folge sein.

**Haut und Haare:** Trockene, schilfrige und graue Haut sind die Folge einer Mangelernährung, insbesondere eines Mangel an Vitamin B, Eisen oder Zink. Ebenso werden die Haare dünn und brüchig und es kommt zu Haarausfall. Auch eine ungewöhnlich flaumige Körperbehaarung ist eine mögliche Folge.

**Zähne:** Karies, Zahnfleischschwund und Zahnausfall können die Folge von langjährigen Essstörungen sein, insbesondere von Erbrechen. Wenn dann auch noch die regelmäßige Zahnpflege fehlt, kommt es zum schmerzhaften Zahnverfall. Bei

## Auf dem Weg zu einem gesunden Essverhalten

häufigem Erbrechen kommt es auch zu Vergrößerungen der Ohrspeicheldrüsen, bei manchen Betroffenen in der Folge zu „Hamsterbacken".

**Muskeln:** Sportliche Betätigungen werden immer mehr zur Tortur. Typische Beschwerden sind Muskelschwäche und bei Magersucht extremer Muskelschwund. Aufgrund der Elektrolytdefizite sind Muskelkrämpfe und extreme Mattigkeit möglich. Dies kann auch durch Übergewicht der Fall sein, das dann ebenfalls zum Muskelschwund führt.

**Knochen und Gelenke:** Die Gefahr der Osteoprose und deren Folgen wurden hier bereits erwähnt. Durch Übergewicht werden zudem insbesondere die Hüft- und Kniegelenke sowie die Bandscheiben stark abgenutzt.

**Störungen der Übertragersubstanzen im Nervensystem:** Durch Mangelernährung wird die Produktion der wichtigen Botenstoffe im Nervensystem (Neurotransmitter) gestört. Dies betrifft insbesondere die Stoffe Noradrenalin und Serotonin, deren Konzentration erniedrigt ist. Dies wiederum führt insbesondere zu depressiven Verstimmungen.

**Weitere Stoffwechselerkrankungen:** Bei Übergewicht finden sich häufig Diabetes, Gallenerkrankungen und generell erhöhte Blutfettwerte.

**Krebserkrankungen:** Jede Form von Fehl- oder Mangelernährung schwächt die körperlichen Abwehrkräfte, das Immunsystem und fördert die Entstehung von Krebs. Übergewicht fördert insbesondere Brust-, Gebärmutter-, Prostata- und Darmkrebs. Die Reizung der Speiseröhre durch Erbrechen fördert die Entstehung von Krebs in diesem Bereich.

**Atem- und Schlafstörungen:** Bei Übergewicht finden wir häufig Atem- und Schlafstörungen, z. B. einen kurzzeitigen Atemstillstand im Schlaf (sogenannte Schlafapnoe).

Einführung

### Welche seelischen Folgen haben Essstörungen?
Die mit Essstörungen einhergehenden seelischen Störungen sind oft sehr gravierend. Oft treten depressive Störungen und Ängste, insbesondere soziale Ängste auf. Bei Bulimie und Binge-Eating finden sich in einer Reihe von Fällen auch Süchte (z. B. Alkohol) oder andere Störungen bei der Steuerung von Impulsen (z. B. Kaufsucht).

### Heilungschancen
Langzeituntersuchungen zeigen, dass bei allen Formen von Essstörungen Heilungschancen bestehen. Bei Magersucht kann ungefähr ein Drittel bis die Hälfte der Betroffenen vollständig und dauerhaft geheilt werden. Bei einem weiteren Viertel ist zumindest eine deutliche Besserung möglich. Auch bei der Bulimie stehen die Chancen auf Heilung für einen großen Teil der Betroffenen nicht schlecht. Für die Essstörung mit Fressanfällen liegen derzeit noch keine Langzeituntersuchungen vor. Aber auch übermäßiges Essen kann reduziert werden, wenn gleichzeitig die emotionalen und zwischenmenschlichen Probleme angegangen werden und das Bewegungsverhalten verändert wird. Gerade bei Übergewicht, das durch eine Essstörung bedingt ist, kommt es darauf an, die Art, wie gegessen wird und wie sich die Betroffenen bewegen, dauerhaft zu verändern. Nur eine Veränderung, die auch langfristig durchgehalten werden kann, ist Erfolg versprechend. Viele Gewichtsabnahmeprogramme haben im besten Fall keine oder wenig Effekte, in manchen Fällen sind sie sogar schädlich: Nicht selten ist nach einer kurzfristigen Normalisierung des Essverhaltens das Gewicht höher als am Anfang.

### Probleme im zwischenmenschlichen Bereich
Essstörungen sind oft mit Schwierigkeiten im zwischenmenschlichen Bereich verbunden – nicht selten stellen sie sogar ein Versuch dar, mit diesen Schwierigkeiten fertig zu werden. Zum Beispiel wird versucht, durch Schlanksein oder durch extremes Abnehmen das eigene Selbstwertgefühl zu verbessern. Menschen, die Essstörungen entwickeln, haben zudem oft Schwierigkeiten im Umgang mit Konflikten.

## *Von Betroffenen ...*

### Anja, 17 Jahre alt, ehemals magersüchtig

Bei uns zu Hause war es eigentlich immer sehr ruhig, heute würde ich sogar sagen, etwas gedrückt. Meine Eltern waren sehr stark mit ihren Arbeiten beschäftigt. Meinungsverschiedenheiten wurden eigentlich nie richtig ausgetragen. Wenn meine Mutter zum Beispiel meinen Vater kritisierte, etwa wegen seines Rauchens, dann blieb er einfach stundenlang vor seinem Computer hocken und schwieg uns alle an. Meine Mutter ist ähnlich. Sie beschwert sich zwar über ihre Kolleginnen und auch über meinen Vater bei uns Kindern. Aber ich habe noch nie erlebt, dass sie jemandem direkt die Meinung gesagt hat. Auch bei uns zu Hause ist das nicht üblich. Zum Beispiel hat sich mein Vater eigentlich immer geärgert, wenn meine Großmutter mütterlicherseits, also seine Schwiegermutter, länger bei uns zu Besuch blieb. Er mag sie eigentlich nicht. Das ist deutlich zu spüren und das sagt er auch. Allerdings nur, wenn sie nicht da ist, auch nicht zu meiner Mutter, sondern nur zu uns.

Ich selbst werde auch selten wütend. Ich merke erst langsam, dass ich das eigentlich oft bin, aber schnell beiseite dränge. Jetzt merke ich auch, dass mein Hungern manchmal dazu da war, das Spüren von eigenen Bedürfnissen und Interessen und auch von Ärger beiseite zu drängen. Wenn ich Hunger hatte, war ich immer damit beschäftigt. Eine Neigung dazu besteht heute noch. Ich erwische mich manchmal schon dabei, dass ich überlege, wie ich mein Essen einschränken kann, wenn ich mich gerade mit meiner Freundin nicht verstehe. In der Therapie wurde ich immer wieder darauf aufmerksam gemacht. Das Magersuchtverhalten ist jetzt überwunden. Ich bin fast normalgewichtig. Meine Regelblutung kommt auch wieder. Allerdings muss ich noch sehr darauf achten, immer wieder, was ich gerade empfinde und möchte, und überlegen, wie ich das ausdrücken kann. Das lerne ich erst langsam. Das ist ja auch kein Wunder. 15 Jahre lang, bis ich die Behandlung begonnen habe, war es ja auch ganz anders. «

### Veronika, 22 Jahre alt, vorher bulimisch

Ich habe immer Probleme zu sagen, was ich denke. Entweder es poltert so aus mir heraus oder ich sage gar nichts. Oft ist es so, dass sich wochenlang etwas anstaut und dann platze ich. Aber mir fällt es dann schwer, weiter darüber zu sprechen. So geht es mir auch mit Tobias, meinem Freund, mit dem ich seit einem halben Jahr zusammenwohne. Ich ärgere mich oft über seine Unordnung. Neulich haben wir zusammen eine Flasche Sekt geleert. Da kam es plötzlich über mich. Ich habe ihn fürchterlich angeschrien. Er saß da wie ein begossener Pudel und sagte erst einmal gar nichts. Am nächsten Tag war es mir ziemlich peinlich, mein Ausbruch. Ich habe dann gar nichts mehr gesagt. Er hat noch versucht, das Gespräch aufzunehmen. Aber ich habe mich zu sehr geschämt.

Dieses Muster kenne ich auch von zu Hause. Mein Vater hat immer wieder mal einen über den Durst getrunken, meine Mutter auch manchmal. Dann ging es in der Regel hoch her. Beide wurden sehr laut, haben das gesagt, was sie immer schon mal sagen wollten. Was heißt gesagt, oft wurde auch hier gebrüllt. Beide sind ziemlich impulsiv. Ich eigentlich auch. Aber am nächsten Tag wurde immer wieder so getan, als sei alles normal. Es wurde nicht weiter darüber geredet. Eine wirkliche Konfliktklärung fand nicht statt.
In der Behandlung habe ich allmählich gemerkt, dass ich Essanfälle habe und erbreche, wenn ich mich eigentlich geärgert habe und entweder meinem Chef oder auch Tobias etwas sagen müsste, manchmal auch meinen Eltern. Aber das ist mir jetzt erst allmählich klar geworden. Wir arbeiten daran. «

### Resi, 42 Jahre alt, ehemals an einer Binge-Eating-Störung leidend

Ich habe schon seit Jahren Übergewicht und werde es erst allmählich los. Vor gut eineinhalb Jahren wurde auch noch ein Diabetes festgestellt. Die haben mich dann aus der Sprechstunde in die Psychotherapie geschickt. Ich wusste zuerst gar nicht, weshalb. Zu Hause war ich Mädchen für alles. Ich arbeite selbst in der Bank. Wenn mein Mann nach Hause kam, erwartete er, dass alles picobello ist und das Essen auf dem Tisch steht. Schon das setzte mich unter Druck. Abends ging er dann oft noch einmal weg, entweder in den Schuppen, etwas basteln, oder in das Dorflokal.
Meine Schwiegereltern wohnen auf dem Hof, im Haus gegenüber. Die wollen auch immer was von mir. Mein Schwiegervater darf eigentlich nicht mehr Auto fahren, Parkinson, aber er macht es trotzdem manchmal. Wenn ich das merkte, sprang ich aus dem Haus oder meine Schwiegermutter holte mich. Im Endeffekt fuhr ich sie dann. Oft wollte ich gar nicht, weil ich selbst kaum Zeit hatte. Ich hatte große Schwierigkeiten, nein zu sagen. Abends, wenn mein Mann weg war, futterte ich dann noch einmal richtig. Ich leerte alle Töpfe, in denen noch Reste des Abendessens drin war. Wir essen immer abends warm. Und danach gab es meistens noch Schokolade oder Schwarzwälder Kirschtorte, die ich mir schon vorher aus der Tiefkühltruhe geholt und aufgetaut hatte. Mir ist erst im Laufe der Zeit klar geworden, wie wenig ich auf mich achte. Hiermit habe ich angefangen. Aber es ist schwer zu merken, wann man überrollt wird, und zu merken, was man selbst in welcher Situation will. «

## Einführung

### Merken, was man eigenlich möchte

Zu spüren, was sie eigentlich möchte, das lernt Resi nun in ihrer Therapie. Trotzdem passiert es immer wieder, dass sie zu schnell ja oder aber zu spät nein sagt. Das alte Muster ist abgeschwächt, macht sich aber immer wieder bemerkbar. Um diese Situationen besser zu erkennen und den Umgang mit ihnen üben zu können, hat Resi mit ihrem Therapeuten Folgendes erarbeitet:

» Ich habe mir angewöhnt abends zu überlegen, was am nächsten Tag auf mich zukommen könnte. Ich gehe den Tag schon einmal innerlich durch. Ich schaue mir die Aufgaben, die anliegen, etwas an. Ich überlege auch, wo es Meinungsverschiedenheiten, unterschiedliche Interessen von mir und anderen oder sogar Konflikte geben kann. Dann versuche ich, mir meinen Standpunkt zu überlegen. Manchmal formuliere ich im Kopf Sätze vor, die ich sagen möchte. Manchmal schreibe ich sie mir sogar anschließend in meinem Tagebuch auf. Das hilft mir. Früher habe ich oft aus Angst die Gedanken an den nächsten Tag vermieden. Die Angst habe ich gar nicht bemerkt. Jetzt spüre ich sie, aber ich stelle mich ihr.

Um die Angst nicht zu spüren, habe ich früher oft gegessen. Nebenher lief dann der Fernseher als Beruhigungskulisse. Das mache ich inzwischen nur noch selten. Früher konnte ich auch schlecht schlafen. Heute schlafe ich besser, weil ich vorbereitet bin. Vor dem Einschlafen lese ich dann noch in einem Roman oder ich höre etwas Musik, dann gehen meine Gedanken wieder weg vom nächsten Tag in den Schlaf. Manchmal hilft mir auch ein Bad. Natürlich passiert es mir immer wieder auch einmal, dass ich überrascht werde, auch unangenehm. Das passiert jedem. Manchmal reagiere ich dann übereilt in meinem alten Muster, in dem ich zu schnell ja sage. Manchmal habe ich nur ein Gefühl von Anspannung und weiß nicht genau, warum. Auch da hilft mir diese Übung. Bei dem Gedanken an den folgenden Tag schließe ich auch den gewesenen mit ein und lasse ihn mir noch einmal durch den Kopf gehen. Dann wird mir in der Regel manches klarer. Das schreibe ich mir auf. Dann kann ich es auch besser ablegen. Die Essanfälle am Abend sind dadurch deutlich weniger geworden. «

Das innere Vorwegnehmen und Durchspielen von möglichen Spannungs- und Konfliktsituationen ist ein wichtiges Hilfsmittel, um diese zu bewältigen. Ebenso hilft es natürlich, mit vergangenen ähnlichen Situationen besser fertig zu werden. Dabei können auch innere oder auch äußere Rollenspiele hilfreich sein. Hierzu noch einmal Veronika:

» Wenn eine schwierige Situation war oder wenn eine auftreten könnte, überlege ich mir, was ich sagen und was der andere sagen könnte. Manchmal schreibe ich das auch auf. Dann bekomme ich auch etwas Abstand zu der Situation. Manchmal rufe ich auch meine Freundin an. Dann spiele ich die Situation mit ihr durch. Sie kennt meine Probleme ganz gut und manchmal macht es sogar richtig Spaß. Das machen wir am Telefon, manchmal auch per E-Mail. So kann ich besser mit meiner Bulimie umgehen. Ich habe gelernt, mutiger zu sein, nicht wegzusehen und mir entsprechende Hilfe zu holen. «

Der Umgang mit Spannungs- und Konfliktsituationen will also immer wieder geübt werden. Angemessenes Verhalten ist niemandem in die Wiege gelegt. Auch nach sehr erfolgreichen Therapien ist in der Regel Unterstützung durch andere notwendig. Auch hier gilt: Therapie ist Hilfe zur Selbsthilfe.

### Umgang mit Konflikten: die eigenen Gefühle wahrnehmen

Essstörungen haben häufig damit zu tun, dass die Betroffenen eigene Gefühlszustände nicht angemessen wahrnehmen. Manchmal wurde diese Fähigkeit im Laufe der Kindheit nie wirklich erworben. Manchmal wurde diese Fähigkeit durch unangenehme Erfahrungen und Konflikte verschüttet. Manchmal wurde diese Fähigkeit durch die Entwicklung der Essstörung weiter zugedeckt oder abgebaut.

Alle Formen von Psychotherapie bei Essstörungen bemühen sich darum, dass die Betroffenen wieder einen Zugang zu ihren Emotionen bekommen, das heißt auch, freier von Angst, Schuld- und Schamgefühlen empfinden können. Gestörtes Essverhalten ist oft ein Ersatz für nicht gespürte Gefühle. Oft wird gestörtes Essverhalten auch eingesetzt, um Gefühle zu unterdrücken, die man nicht haben möchte. Die Beispiele im vorigen Abschnitt beschreiben dies. Andere von Essstörung Betroffene spüren am Anfang einer Therapie wenig. Sie fühlen sich oft nur „schlecht", statt traurig, ärgerlich, beschämt, enttäuscht oder neidisch zu sein. Manche spüren Müdigkeit und Erschöpfung nicht, stattdessen lediglich Hunger. Auch die Wahrnehmung des Körpers und körperlicher Bedürfnisse ist durch die Essstörung häufig gestört und verzerrt. Manchmal war sie es schon vor dem Beginn der Erkrankung. Auch hier bemühen sich alle Therapieformen, dass die Betroffenen einen verbesserten Zugang zu ihren körperlichen Empfindungen entwickeln, diese differenzierter spüren lernen.

Dennoch kann es auch nach einer Therapie immer mal wieder schwerfallen, in angespannten oder Drucksituationen die eigenen Emotionen zu spüren, sie zuzulassen und angemessen mit ihnen umzugehen. Auch hier gilt es, sich selbst Zeit und Raum zu geben.

## *Von Betroffenen...*

### Margarete, 32 Jahre alt

Mir hilft es immer noch, das, was ich in meiner Therapie ganz am Anfang gemacht habe, immer mal wieder aufzugreifen. Damals wurde mir eine Liste mit möglichen Gefühlen vorgelegt: Ärger, Neugier, Interesse, Enttäuschung, Scham, Neid, Freude usw. Diese Liste hole ich mir manchmal noch hervor, wenn ich verwirrt bin, wenn ich mich unbehaglich fühle, wenn ich nur das dumpfe Gefühl habe, es geht mir ‚schlecht'. Die Liste ist für mich so ein Anker, ein Gerüst. Ich schreibe dann meistens in mein Tagebuch, wie es mir an betreffenden Tagen zumute ist, nachdem ich die Liste durchgegangen bin. Dann weiß ich wieder, wo ich bin. Oft vergeht dann der Drang, essen zu müssen. Ich bin dann wieder mehr bei mir. »

### Silke, 17 Jahre alt

In meiner Behandlung habe ich immer viel gemalt. Erst habe ich in den Therapiestunden Farben ausprobiert. Dann habe ich oft Bilder in die Therapie mitgebracht. Manchmal nur Farbkleckse. Am Anfang fand ich diese Malerei albern. Ich bin eigentlich überhaupt nicht begabt. Die Therapeutin erklärte mir, dass es darauf auch nicht ankommt. Das habe ich erst nicht geglaubt. Ich bin eigentlich ziemlich ehrgeizig. Irgendwann habe ich gemerkt, dass meine Magersucht auch Ausdruck von Ehrgeiz ist. Dem Ehrgeiz, mich absolut im Griff zu haben. Na ja, das ist während der Behandlung deutlich weniger geworden. Ich habe auch zugenommen. Trotzdem habe ich immer wieder den Drang, mein Essen zu kontrollieren oder zu hungern. Das ist nicht ganz weggegangen. Auch schlechte Stimmungen habe ich immer wieder mal. Beides gehört wohl ein Stück zu mir. So sehe ich es jedenfalls jetzt. Vielleicht lege ich es noch stärker ab. Ich habe ja, dank der Behandlung, nun doch noch einige Jahre vor mir, obwohl ich lange Zeit wirklich ziemlich auf der Kippe war. Mit dem Malen ist es jetzt so: Manchmal, wenn ich nicht so recht weiß, woran ich mit mir bin, dann nehme ich einfach den Farbkasten, ich mische mir dann Farben zusammen, eben nach meiner Stimmung, so wie es mir gerade geht. Dann weiß ich wieder, wo ich bin. Das ist keine große Aktion. Ich habe den Farbkasten rumstehen. Manchmal nehme ich auch Buntstifte, aber das mischt sich nicht so gut. Naja, wenn mir einer vor der Therapie gesagt hätte, dass das irgendwie helfen soll, dann hätte ich den für ziemlich bekloppt erklärt. Jetzt ist es schön, die Farben einfach mal laufen und verlaufen zu lassen. Und das alles nicht mehr so streng zu handhaben. Wenn ich darüber besser weiß, wie es mir geht, dann weiß ich auch, worauf meine innere Stimme, die mich zur Einschränkung bringen will, reagiert. Ich kann dann besser gegenhalten. «

## Susanne, 42 Jahre alt

» Ich war wegen meiner Fressanfälle in stationärer Therapie, davor und danach ambulant. In der Klinik hat mir am meisten die Musiktherapie geholfen. Ich bin überhaupt nicht musikalisch. Habe auch kein Instrument gelernt. Trotzdem fand ich es nach einiger Zeit, als ich meine Peinlichkeit etwas überwunden hatte, gut, die verschiedenen Instrumente auszuprobieren und einfach zu sehen, welche Töne gerade zu mir passen könnten. Das habe ich beibehalten. Ich habe mir eine Gitarre gekauft. Ich habe sogar auf meine alten Tage noch einen Kurs belegt. Ich bin keine tolle Gitarrenspielerin, aber abends oder am Wochenende setze ich mich oft für 20 Minuten hin und schlage einfach die Saiten an. Dabei probiere ich für mich aus, welche Töne oder welche Kombination von Tönen meiner Stimmung am ehesten entsprechen. Das variiere ich ein bisschen. Auch so bekomme ich Abstand und merke, wie es mir geht. Ob ich wütend bin oder traurig, enttäuscht oder ob ich mich freue, ob ich Schuldgefühle habe oder mich schäme oder mich langweile. Meinen Mann nervt das Geklimper manchmal, aber mir ist es egal. Ich mache es für mich und es hilft mir. «

## Meike, 27 Jahre alt

» Früher habe ich meine Umgebung eigentlich gar nicht richtig wahrgenommen. Ich habe mir zwar an der Wand von meinem Zimmer ein paar Bilder aufgehängt. Das habe ich gemacht, weil es alle anderen auch machen. Eigentlich hatte ich vor meiner Behandlung gar nicht richtig hingeguckt, was auf den Bildern drauf ist, welche Farben, welche Formen. Die Künstlernamen kannte ich zwar, aber das war wohl mehr, um mitreden zu können. Auch was außerhalb von meiner Wohnung ist, ist mir ziemlich entgangen. Ich war durch mein ständiges Denken an meine Figur, an die Kilos, und das ständige Vergleichen mit den Frauen in den Zeitschriften ziemlich vernagelt. Erst im letzten Abschnitt meiner Behandlung ist mir aufgefallen, dass gegenüber von meinem Arbeitszimmer eine schöne Buche steht. Ich bin kein Naturtyp, aber jetzt merke ich, dass mich die Farben und die Formen manchmal faszinieren. Auch so in der dunklen Jahreszeit, wenn sich die Äste gegen das Mondlicht oder die Wolken, die am Himmel jagen, abheben.
Wenn ich eines meiner Bilder genau ansehe oder auch den Baum, entdecke ich immer etwas Neues. Das klingt vielleicht etwas merkwürdig, für manche Ohren auch vielleicht lächerlich, aber es ist so. Es beruhigt mich. Ich werde dann oft wieder klarer im Kopf und kann meine eigenen Gefühle besser empfinden. Ich weiß dann oft, was hinter meiner Anspannung steckt und was ich eigentlich möchte. Dann schreibe ich manchmal eine E-Mail an Freunde oder Bekannte, ich telefoniere oder ich trinke in Ruhe einen Tee, bevor ich etwas anderes tue. Früher habe ich mich nach der Arbeit immer gleich in Action gestürzt. Jetzt weiß ich, dass hinter der Action die Angst steckte. Die Angst vor mir selber, insbesondere vor meiner Traurigkeit, weil ich mich oft sehr einsam gefühlt habe. Das war so, weil ich mit allem und jedem in Konkurrenz stand und Dinge, die bei mir nicht geklappt haben, so gut wie nie preisgegeben habe. Im Grunde hatte ich Angst vor mir, vor meiner Wut, meiner Enttäuschung, meiner Traurigkeit und oft auch vor meiner Beschämung. Die Angst ist deutlich zurückgegangen. Sie ist immer noch da, aber weniger. Inzwischen weiß ich auch, dass Angst zum Leben dazugehört und dass ich ein gewisses Maß an Angst auch aushalten kann, ohne zu essen oder zu diäten ...
Wenn ich Kritik höre, versuche ich, wenn es irgendwie geht, erst einmal genau hinzusehen, was da ist. Früher gab es für mich nur zwei Möglichkeiten: Die anderen waren neidisch auf mich und wollten mich niedermachen oder ich war eine totale Versagerin und hatte nur Fehler gemacht. Heute weiß ich, dass es verschiedene Möglichkeiten gibt. Natürlich gibt es Neid unter Kolleginnen oder Frauen oder zwischen Frauen und Männern. Natürlich mache ich auch Fehler. Aber Kritik kann auch wohlwollend sein, damit ich etwas verbessere. Manchmal ist das, was ich als Kritik sehe, auch gar keine Kritik, sondern

lediglich eine Bemerkung. Manchmal ist es von demjenigen, der das äußert, sogar selbstkritisch gemeint. Dann kommt bei mir die Tendenz wieder hoch, alles auf mich zu münzen. Nach meiner Behandlung kann ich dem jetzt besser begegnen. Manchmal merke ich natürlich auch erst nach Tagen, was los war. Aber ich denke, das ist so, auch da muss ich keine Höchstleistungen in Höchstgeschwindigkeit mehr vollbringen. Am Anfang der Therapie hatte ich mich da sehr unter Druck gesetzt. Die Therapeutin hat es zum Glück bemerkt und immer wieder angesprochen. Heute bleibe ich am Ball, bin dabei aber nicht mehr so verbissen wie früher. «

### Alternativen zum Hungern oder Essen entwickeln

All diese Beispiele zeigen, wie man aus der Essstörung heraus einen neuen Zugang zur eigenen Person entwickeln kann. Jede der ehemals Betroffenen hat hierzu ihren eigenen Weg entwickelt. Es gibt hier keine vorgeschriebenen Bahnen, sondern nur Möglichkeiten, die einem entsprechen müssen. Auf der Suche nach diesen Möglichkeiten haben natürlich die Therapien sehr geholfen. Sie haben diese Suche oft erst möglich gemacht. Die gefundenen Möglichkeiten haben aber auch die Therapien oft unterstützt und unterstützen die ehemals Betroffenen auch heute noch.

Alle haben allerdings eines gelernt: Sie können Spannung und Unbehagen zunehmend ertragen und halten es auch eine Weile aus, nicht genau zu wissen, worum es bei ihnen innerlich gerade geht. Das automatische Greifen zum Essen oder zur Einschränkung des Essens ist unterbrochen worden.

Manchen Betroffenen hat es geholfen, sich eine Liste von möglichen alternativen Tätigkeiten anzulegen. Wenn der Drang zum Essen aufsteigt oder auch der Zwang zum Hungern, zum Auslassen von Mahlzeiten oder die starke Beschäftigung mit Figur und Aussehen wieder dominant werden, ziehen sie eines der Kärtchen aus einer Schachtel und widmen sich zunächst einmal, wenn möglich und passend, der dort aufgeschriebenen Tätigkeit, hören z. B. eine CD, die sie gerne mögen, oder gehen im Park spazieren.

Alle bemühen sich, ihre Tage etwas bewusster zu gestalten und sich dabei auch etwas Gutes zu tun. Dies hat sich bei vielen Essgestörten als hilfreich erwiesen: sich jeden Tag zu überlegen, sich heute etwas Gutes zu tun. Das kann auch mal ein Essen sein.

## *Von Betroffenen ...*

### Yvonne, 36 Jahre alt

» Früher bin ich morgens, sobald der Wecker rasselte, aus dem Bett gesprungen, habe schnell geduscht, mich angezogen, bin dann in die U-Bahn gehetzt und ab zur Arbeit. Manchmal habe ich mir an einem Stand noch einen Kaffee gekauft, um auf Touren zu kommen. Manchmal blieb dazu auch keine Zeit. Jetzt habe ich mir im Laufe der Zeit angewöhnt, den Wecker eine halbe Stunde früher zu stellen. Dann springt eine CD an, die ich mir am Abend vorher ausgesucht habe. Ich höre im Bett morgens zwei oder drei Stücke, meistens etwas ruhiger, und dabei überlege ich, was ich heute auch Gutes für mich tun,

## Einführung

worauf ich mich freuen kann. Die Zeit nehme ich mir inzwischen. Dann freue ich mich auch etwas auf den Tag, selbst wenn es vermutlich wieder sehr stressig werden wird. Das ist für mich so eine Insel, die ich dann ansteuern kann. Vorher konnte ich das nicht, weil ich überhaupt jedes Nachdenken möglichst vermieden und mich irgendwie in die Aufgaben gestürzt habe. Heute gelingt es mir besser, etwas Abstand zu halten.

Ich achte insgesamt mehr auf meine Grenzen. Dabei hilft mir die Vorstellung an das Angenehme. Das sind manchmal nur sogenannte Kleinigkeiten, die anderen wahrscheinlich lächerlich vorkommen. Neulich habe ich bei einer alten Bekannten aus der Schule angerufen. Das hatte ich schon lange vor mir hergeschoben. Ich hatte mich darauf gefreut, mich aber nicht so richtig getraut. Es war dann sehr angenehm. Oder ich bin einfach zu meiner Nachbarin nebenan gegangen, habe sie gefragt, ob wir nicht zusammen noch ein Glas Wein trinken wollen, oder ich lege mich einfach für mich in die Badewanne oder fahre abends noch eine kleine Runde mit dem Fahrrad, setze mich zu Hause nicht gleich wieder an den Computer. Dies sind natürlich nur Steine im Mosaik, aber für mich sind es sehr wichtige Steine geworden. «

### Krisen, Rückschläge und Rückfälle

Kennen Sie diese Gefühle und Gedanken:

- „Einmal essgestört – immer essgestört"
- „Ich schaffe es doch nicht"
- „Ich bin immer wieder in Gefahr, rückfällig zu werden"
- „Meine Magersucht bin ich los, jetzt habe ich Angst, bulimisch zu werden"
- „Meine Gedanken und mein Verhalten kreisen wieder ums Essen oder ums Nichtessen"
- „Wann hört das endlich auf?" fragen Sie sich vielleicht manches Mal?

Gut ist es, wenn Sie weiterhin in kleinen Schritten denken und handeln. Schritt für Schritt kleine Erfolge sammeln. Jeder gute „Ess-Tag" ist ein Schritt in die richtige Richtung.

Bleiben Sie aufmerksam für kritische Situationen. Folgende Verhaltensweisen und Situationen sollten Sie unbedingt aufmerksam reflektieren und hier entsprechend gegensteuern:

**Sie fangen (wieder) an, im Essen rumzustochern?** Haben Sie eine Speise vor sich stehen, die Sie eigentlich nicht mögen, nicht riechen können, eklig finden? Dann achten Sie doch in Zukunft darauf, dass Sie möglichst nur die Dinge essen, die Sie lecker finden und die Ihnen guttun. Aber ganz ohne Bewertung: gesund oder ungesund! Geht das schon bei Ihnen? Ansonsten: Neue Gerichte, neue unbekannte Speisen auszuprobieren und zu experimentieren erweitert Ihren Speiseplan und fördert einen unbefangeneren Umgang mit dem Essen. Blättern Sie also einmal im Rezeptteil und suchen Sie sich dort etwas aus, was Sie neugierig macht.

**Die Abstände der Mahlzeiten werden wieder größer, das Frühstück oder Zwischenmahlzeiten fallen häufiger aus?** Ihr Hunger- und Sättigungsgefühl scheint noch nicht ausreichend wiederhergestellt zu sein oder ist immer wieder labil. Die einzige Möglichkeit hier ist: regelmäßig die Mahlzeiten einhalten, auch wenn Sie kein Hungergefühl verspüren. Dieses wird sich später wieder von allein einstellen. Planen Sie die Mahlzeiten weiterhin in Ihren Alltag bewusst ein. Dafür muss Zeit sein, denn nur wer sich gut und gesund ernährt, kann auch leistungsfähig sein und bleiben.

Sie essen in Eile, hastig und schlingen große Mengen an Nahrung hinunter? Lassen Sie sich bewusst mehr Zeit für Ihre Mahlzeiten. Nur wer in Ruhe isst, kann auch eine Sättigung wahrnehmen. In der Regel tritt nach ca. 20 Minuten ein Sättigungsgefühl ein, achten Sie mehr darauf.

Sie essen aus Langeweile? Wenn das Fernsehprogramm so langweilig ist, dann schalten Sie es doch ab! Vermeiden Sie Esssituationen bei Nebentätigkeiten. Lesen oder Telefonieren gehören auch dazu. Immer nur eines tun: essen oder fernsehen!

Sie haben Ärger in der Schule oder am Arbeitsplatz, Stress mit den Eltern, Partnern oder Freunden, Trennungen erlebt oder sogar den Tod eines lieben Menschen, haben Sorgen und Nöte. Sie verändern ihr Essverhalten automatisch oder denken daran, es zu tun. Die Neigung zu gestörtem Essverhalten ist meist das Ventil und der Gradmesser Ihrer persönlichen Belastbarkeit. Nicht alles kann einfach so aus der Welt geschafft werden. Akzeptieren Sie in schwierigen Phasen, dass Sie ganz besonders auf sich achten müssen. Eine Hungerwoche bedeutet wieder wochenlanges Auffüllen- und Zunehmen müssen! Das macht im Grunde noch mehr Druck, oder?

Bulimische Rückfälle rauben Ihnen Zeit, Geld und Elektrolyte. Ihr Selbstwertgefühl liegt vielleicht sogar wieder im Keller? Bauch- und Magenschmerzen, Muskelkrämpfe und Kopfschmerzen stellen sich ein. Lohnt sich das? Verstärken Sie damit die Krise nicht noch mehr? Verbote, extreme Kontrollen durch Eltern, Partner oder Freunde und eigene disziplinarische Strafmaßnahmen, all das bringt keine Lösung für essgestörtes Verhalten. Häufig führt es sogar zum heimlichen Essen und verstärkt eine soziale Isolation nur noch weiter.

Im Folgenden werden wir auf diese Probleme detaillierter eingehen. Dabei greifen wir auf Erfahrungen von Betroffenen zurück.

Dabei muss man aber Folgendes unterscheiden:

- die Neigung zu alten Verhaltensweisen
- Rückschläge und
- Rückfälle

### MEHR WISSEN

#### Grundsätzlich ist zu bedenken:

*Menschen haben eine generelle Neigung, in Situationen von Krisen oder Anspannung auf Verhaltensmuster zurückzugreifen, die sie vorher eingesetzt haben, um ein Gefühl von Sicherheit oder emotionaler Ausgeglichenheit zu erlangen. Diese Verhaltensmuster werden auch dann eingesetzt, wenn sie eigentlich schädlich waren und die eigene Entwicklung hemmten. So ist es nicht verwunderlich, dass Menschen, die an einer Essstörung litten, in Konflikt- und Krisensituationen wieder zu essgestörten Verhaltensweisen neigen.*

Einführung

### Die Neigung zu alten Verhaltensweisen

*„Ich habe mich wieder stärker kontrolliert und eingeschränkt."*

## Von Betroffenen …

### Birgit, 28 Jahre, Lektorin

»Meine Magersucht hatte ich nach zwei Klinikaufenthalten und einer langen ambulanten Therapie, in die auch meine Familie einbezogen war, eigentlich ganz gut überwunden. Ich habe einen BMI von 21. Meine Regelblutung kommt regelmäßig. Ich kann meinen Körper im Großen und Ganzen akzeptieren. Mit meinem Freund habe ich eine sexuelle Beziehung, die meistens befriedigend ist. Im Beruf komme ich gut zurecht. Ich habe eine eigene Wohnung. Allerdings merke ich, dass ich immer wieder dazu neige, mich beim Essen zu kontrollieren und einzuschränken. Neulich war so eine Situation: Wir hatten Abteilungskonferenz. Ich hatte eine Diskussion mit einem Kollegen. Ich wurde heftiger, als die anderen es eigentlich von mir gewohnt sind. Schließlich habe ich mich mit meiner Meinung durchgesetzt. Das war mir irgendwie peinlich. Gegenüber meinen Kollegen, die eine andere Ansicht vertraten, hatte ich irgendwie Schuldgefühle, als ob ich sie besiegt hätte. Das war ja auch so. In der Kantine habe ich dann nur noch Salat zu mir genommen. Das Abendessen habe ich ausgelassen. Morgens war ich sehr unruhig. Ich war schon drauf und dran, das Frühstück wegzulassen, da merkte ich, was los war, zum Glück.
In der Therapie hatten wir oft darüber gesprochen, dass ich ein Problem habe, meine Interessen zu vertreten, und dass ich schnell das Gefühl bekomme, ich hätte mir zu viel genommen. Das war schon in der Klinik in der Gruppentherapie so, wenn ich mich da mal behauptet habe. Diese Tendenz sitzt offensichtlich sehr tief, obwohl sie mir eigentlich klar ist. Es ist fast wie ein Reflex. Das Hungern diente schon immer dazu, mich insgesamt einzuschränken und für das „Zuvielwollen" zu bestrafen. Insgesamt habe ich das abgelegt, ich komme mit vielen Situationen ganz gut zurecht, aber diese Neigung ist immer noch da, und ich muss mir das, was ich mir erarbeitet habe, wieder ins Gedächtnis zurückrufen. Ich habe dann doch gefrühstückt. Den Konflikt mit dem Kollegen habe ich ausgehalten, obwohl dessen Ärger spürbar war. «

*„… dann habe ich mich übergeben …"*

### Tanja, 32 Jahre, Krankenschwester

»Das letzte Wochenende war ziemlich stressig. Schon in der Woche vorher war ich sehr gestresst, weil ich Nachtdienst hatte. Dann wurde am Sonntag noch unser Sohn krank. Wir mussten zum Notdienst, Keuchhusten. Das hatte uns gerade noch gefehlt. Der ganze Tag war ein Gehetze. Schließlich haben wir uns die Arbeit geteilt, mein Mann und ich, obwohl er eigentlich etwas im Garten machen wollte. Ich habe mich um unseren Älteren und seinen Keuchhusten gekümmert und er sich um unseren Jüngeren, damit der sich nicht auch noch ansteckt. Mir war natürlich klar, dass meine freien Tage, in denen ich auch etwas für mich machen wollte, dahin waren. Als mein Sohn dann endlich schlief, habe ich mir den Fischauflauf vom Samstag noch einmal warm gemacht. Ich habe sehr hastig gegessen, mehr als sonst, ich habe das gar nicht gemerkt, weil ich so angespannt war. Plötzlich fühlte sich mein Bauch voll und dick an. Irgendwie habe ich Panik bekommen und dann habe ich mich doch übergeben. Das erste Mal seit einem halben Jahr nach Beendigung meiner Behandlung. Danach fühlte ich mich ziemlich mies. Ich musste mich bald wieder um unseren Sohn kümmern, der aufgewacht war.
Am nächsten Morgen habe ich tatsächlich das Frühstück weggelassen. Mein Mann merkte das und sprach mich darauf an. Ich habe einen Schrecken bekommen. Dann habe ich am späten Vormittag ein Müsli gegessen. Ich habe gedacht: ‚Lass dich jetzt nicht aus der Bahn werfen. Du hast einmal zu hastig und zu viel gegessen, weil du unter Druck warst. Dann hast du Panik bekommen und dich übergeben. Jetzt mache normal weiter, auch eine Keuchhustenphase wird vorübergehen.' Dann

habe ich mir überlegt, was ich trotz dieser Anstrengung für mich tun kann, jedenfalls etwas. Ich spiele jetzt wieder ein bisschen Keyboard. Es beruhigt auch meinen Sohn und er schläft besser. «

---

Bei Birgit und Tanja ist die Tendenz, in essgestörtes Verhalten zurückzufallen, in einer Spannungssituation wieder aufgetreten. Beide konnten sich nach einiger Zeit klarmachen, was passiert. Tanja half dabei der Hinweis ihres Mannes. Beide haben sich das kurzfristige Wiederauftreten von essgestörten Verhaltensweisen nicht angekreidet. Sie haben überlegt, wie es zustande gekommen sein könnte. Hierbei haben sie auf ihre Erfahrungen aus der Therapie zurückgegriffen und sie haben ihre alternativen Verhaltensweisen wieder aufgenommen. Sie haben sich nicht in ein Entweder-oder ziehen lassen: „Entweder ich bin ganz ohne essgestörte Tendenzen oder ich bin essgestört und verhalte mich entsprechend." Sie haben gemerkt, dass es nicht nur Schwarz und Weiß gibt, sondern verschiedene Farben und Abstufungen.

## Rückschläge

„Dann habe ich 4 Kilo abgenommen."

*Von Betroffenen …*

### Brigitte, 20 Jahre alt, Studentin

Im Anschluss an meine Therapie habe ich meine Erfolge zunächst zu einem guten Teil halten können. Aber vor zehn Wochen ging es wieder los. Ich steckte mitten in den Klausuren. Ich habe mich sehr unter Druck gesetzt. Ich hatte auch ein schlechtes Gewissen, weil ich im Semester nicht so viel getan und mehr mit Freundinnen und Freunden unternommen hatte. Das hatte ich mir ja auch schon in der Therapie vorgenommen und begonnen umzusetzen. Jetzt hatte ich ein ziemlich schlechtes Gewissen.

Außerdem habe ich eine Mitstudentin, Barbara, die isst anscheinend fast gar nichts und ist in den Seminaren immer vorne dran. Sie geht zwar mit in die Mensa, trinkt aber meistens nur Wasser oder Kaffee oder beides. Irgendwie hat mich das auch unter Druck gesetzt. Ich dachte wieder wie früher: ,Die schafft etwas, was du nicht schaffst. Gut im Studium und wenig essen, sehr dünn sein.' Bei den Klausuren war ich dann sehr unsicher. Danach hat es mich gewurmt, dass ich die meisten mit ,gut' abgeschnitten hatte und nicht mit ,sehr gut'. Das alte Leistungsdenken wurde wieder wach. Ich trieb mehr Sport, aß systematisch ab 15.00 Uhr nachmittags nichts mehr. Das andere habe ich reduziert. Das ging über acht Wochen. Ich habe tatsächlich vier Kilo abgenommen und jetzt wieder einen BMI von 18. Da habe ich jemanden aus meiner alten Gruppe angerufen. Mit der habe ich mich in der Therapie immer gut verstanden. Sie ist zwar weggezogen, aber ich habe Vertrauen zu ihr. Sie hatte auch Magersucht, wir waren uns ziemlich ähnlich. Sie hat die Sache ziemlich schnell auf den Punkt gebracht: dass ich wieder sehr konkurriere, wie früher mit meiner Schwester, und dass mein Perfektionismus wieder sehr aufgelebt ist.

Auch, dass ich ein schlechtes Gewissen gegenüber meinen Eltern bekommen habe, weil ich im Studium nicht ganz so viel gemacht habe. Ich habe dann auch mit meinen Eltern gesprochen. Denen war auch schon aufgefallen, dass ich abgenommen hatte. Sie waren erschreckt und dachten, es könnte jetzt wieder von vorne losgehen. Das Gespräch mit meinen Eltern hat mich entlastet. Hier konnten wir ganz gut auf die Familientherapie zurückgreifen. Danach fühlte ich mich nicht mehr so unter Druck. Ich habe dann wieder von selbst angefangen, mehr zu essen. Ich habe mir meinen Plan von der Ernährungsberaterin wieder herausgeholt und mich einfach danach gerichtet. Jetzt muss ich sehen, wie es weitergeht. Vielleicht schaffe ich es ja so, auch mit der Freundin aus der Gruppe. Sonst muss ich mich wieder an meinen Therapeuten wenden. «

## Einführung

*„Eine Woche lang hatte ich fast jeden Tag wieder einen Essanfall …"*

### Miriam, 42 Jahre alt, Bürokauffrau

» In meiner Therapie und danach habe ich über fast ein Jahr keinen Essanfall gehabt. Meinen BMI konnte ich von 36 auf 28 reduzieren und ich habe mit Beratung durch meinen Krankengymnasten auch regelmäßig Sport gemacht, vor allem Schwimmen und Radfahren. Dann kam diese Sache mit meiner Schwiegermutter: Meine Schwiegereltern wohnen im Haus nebenan. Meine Schwiegermutter war auf der Treppe gestürzt und hatte einen Oberschenkelhalsbruch. Der wurde verschraubt. Nun war die Frage, wer sie versorgt. Mein Schwiegervater ist noch berufstätig, außerdem hat er im Haushalt zwei linke Hände. Er ist noch von der alten Garde. Man müsste ihm sogar beibringen, ein Spiegelei zu braten. Meine Schwägerin hat auch versucht abzuwinken. Sie muss sich um ihren Sohn kümmern, der ist hyperaktiv. Ich bin halbtags berufstätig. Irgendwie richteten sich, so kam es mir jedenfalls vor, alle Augen auf mich. Mein Mann hat mich auch gebeten.

Mein Verhältnis zur Schwiegermutter ist eigentlich auch nicht schlecht. Ich hatte eine Reihe von Konflikten mit ihr, wer das Sagen hat, zum Beispiel im Garten. Den haben wir dann aber im Laufe der Therapie richtig aufgeteilt. Ich habe ihr auch zu ein paar Dingen endlich mal die Meinung sagen können. Danach war eigentlich Ruhe. Sie hat meine Grenzen mehr respektiert. Früher ist sie immer drübergetrampelt. Ich war dann ziemlich in der Zwickmühle und habe mich dann nicht getraut, nein zu sagen. Meine Schwiegermutter war ziemlich mürrisch und nörgelig und hat viel an mir herumkritisiert. Meinem Schwiegervater passte auch so manches nicht, was ich machte, zum Beispiel mussten beide natürlich unser Essen mitessen. Da habe ich wohl zu lange den Mund gehalten. Ich habe gemerkt, dass ich vor allem abends immer noch einmal ziemlich reingehauen habe, die Spaghettis nochmals aufgewärmt oder auch eine Lasagne aus der Tiefkühltruhe geholt habe. Schließlich hatte ich fast jeden Abend einen richtigen Essanfall. In drei Monaten habe ich ungefähr zehn Kilo zugenommen. Man sah das richtig. Mein BMI war wieder bei über 30. Mein Krankengymnast hat mich schon angesprochen, mein Chef dann auch. Schließlich hatte ich einen Heulanfall, daraufhin habe ich mich an meine Therapeutin gewandt. Wir hatten fünf Gespräche. Dann habe ich all meinen Mut zusammengenommen und die Situation zu Hause geklärt.

Die Therapeutin hatte mir den Tipp gegeben, dass wir doch einen Krankenpfleger einstellen sollten. Schließlich wurde eine Haushaltshilfe eingestellt. Meine Schwiegermutter hat zwar erst gemeutert, mein Schwiegervater auch wegen der Kosten. Aber die beiden nagen eigentlich nicht am Hungertuch. Außerdem übernimmt vielleicht die Krankenkasse etwas. Ich habe dann wieder angefangen, mich mehr um mich selbst zu kümmern, wieder mit Sport angefangen und auch mal wieder eine Freundin besucht. Der Druck fiel langsam von mir ab. Beim Essen habe ich mich bewusst gezügelt. Jetzt bin ich fast wieder bei meinem Gewicht wie vor diesem Rückschlag. «

---

Bei Brigitte und Miriam ist die alte Symptomatik für eine Weile wieder voll aufgetreten. Beide konnten ihre Verhaltensweisen nicht mehr allein steuern und haben sich Hilfe geholt, Miriam kurzfristig auch bei ihrer Therapeutin. Durch die Unterstützung konnten die Krisen verstanden werden. Beide kämpften daraufhin wieder aktiv gegen ihre Symptomatik an und veränderten ihre Situation.

### Die Rückschläge wurden nicht zu einem Rückfall.

Der Begriff Rückfall suggeriert, dass man wieder dort angekommen ist, wo man angefangen hat. So wie in dem Mythos von Sisyphos, bei dem der Stein immer wieder vom Berg hinunterrollt und der jedes Mal wieder mit der ganzen Plagerei des Hinaufrollens beginnen muss. So ist es bei Rückschlägen nicht, so ist es auch häufig bei Rückfällen nicht. Bei den Rückschlägen haben sich sowohl Miriam als auch Brigitte nicht von dem Gefühl überrumpeln lassen, dass „jetzt sowieso alles egal ist", wo die alten Verhaltensweisen wieder eingerissen sind. Auch sie haben sich nicht in das alte Schwarz-Weiß-Denken hineindrängen lassen. Dies ist etwas ganz Zentrales. Man kann auch sagen, sie haben sich für den Rückschlag nicht verurteilt und sich durch eine negative Bewertung nicht lähmen lassen.

### Rückfälle

Echte Rückfälle sind dadurch gekennzeichnet, dass die Essstörungssymptome fast ganz oder vollständig, und das über längere Zeit, das heißt drei oder vier Monate oder sogar länger, kontinuierlich wieder da sind. Wenn es so ist, muss unbedingt professionelle Hilfe aufgesucht werden. Je eher, desto besser. Manche Betroffene schämen sich und möchten dies möglichst vermeiden. Manche scheuen sich auch, ihren Therapeuten reinen Wein einzuschenken, wenn sie sich einmal durchgerungen haben, sie wieder aufzusuchen. Das ist menschlich und nachvollziehbar, aber leider nicht hilfreich. Wie immer ist Offenheit am günstigsten.

Therapeutinnen und Therapeuten, die sich mit Essstörungen auskennen, merken in der Regel auch, wie es um ihre Patientinnen oder Patienten steht, wenn sie wiederkommen. Oft ist es so, dass nicht wieder beim „Punkt Null" angefangen werden muss. In der Regel lässt sich ein Auslöser für das Wiederauftreten einer Essstörung finden und bearbeiten. Die Betroffenen können häufig Mittel zur Bewältigung, die sich schon vorher bewährt hatten, wieder aufgreifen und einsetzen. Bei einem Rückfall ist nicht „alles verloren" oder „alles egal".

*„Ich habe ich mich so geschämt, dass ich wieder mit den Essanfällen, dem Erbrechen und den Abführmitteln angefangen habe …"*

## Von Betroffenen …

### Karola, 27 Jahre, Textilverkäuferin

Ich bin wieder voll in meine Bulimie zurückgefallen. Über vier Monate hatte ich wieder fast jeden Abend einen Essanfall, manchmal sogar mehrere am Tag. Abführmittel hatte ich mir wieder besorgt und auch genommen. Wie das alles kam, ist mir eigentlich erst im Nachhinein klar geworden:
Irgendwie hatte ich schon länger gemerkt, dass es in meiner Beziehung häufig kriselte. Rolf war unaufmerksamer, hing sehr häufig im Internet und erzählte mir von Kolleginnen, die er sympathisch findet. Wenn wir im Straßencafé saßen, schaute er häufig anderen jungen Frauen nach. Ich dachte automatisch, wie früher vor meiner Therapie, ‚die sind dünner und sehen besser aus als du'. Mit dem Sex klappte es auch nicht mehr richtig. Wenn ich Rolf verführen wollte, blitzte ich häufig ab. Dann sagte er, dass er eigentlich keine Lust mehr hat. Er braucht mal Abstand. Der Hammer war, dass ich ihn, als ich mit einer Freundin im Kino war, dann mit einer seiner Kolleginnen gesehen habe. Ich hatte schon vorher befürchtet, dass da etwas laufen könnte. Dann habe ich angefangen, mein Essen wieder einzuschränken. Ich dachte, ich müsste dünner sein. Dünner sein heißt besser aussehen. Dann habe ich mehr Chancen bei Rolf oder auch bei anderen Männern in der Disco.
Dazu kam noch, dass bei uns die Abteilungsleiterin gewechselt hatte. Die Neue war ziemlich zickig. Ich hatte das Gefühl, ich konnte ihr nichts recht machen. Abends allein habe ich dann gefuttert und mich übergeben, wie in alten Zeiten. Meine Freundinnen merkten, dass ich mich immer mehr zurückgezogen habe. Ich war nicht mehr richtig ansprechbar.
Mit Rolf war dann auch ziemlich Sendepause. Der hatte sich kaum noch gemeldet. Ich hatte auch meinen Stolz und habe auch von mir aus nichts gemacht. So rutschte ich immer mehr

rein. Ich habe dann wieder gezielt für die Essanfälle eingekauft. Schließlich habe ich mich auch bei der Arbeit übergeben. Eine Kollegin hat das gemerkt und mich darauf angesprochen. Da habe ich Angst bekommen, auch wegen der neuen Chefin. Im Nachhinein denke ich, das war mein Glück. Ich habe dann meinen alten Therapeuten angerufen. Ich musste mich wahnsinnig überwinden. Das war ganz schrecklich. Heute bin ich froh, dass ich es gemacht habe. Ich dachte, ich bin die letzte Versagerin. Wir haben dann noch einmal ein halbes Jahr miteinander gearbeitet. Mir wurde deutlich, wie sehr ich mein Selbstwertgefühl von Rolf abhängig gemacht und mich an die Beziehung geklammert hatte. Mir wurde auch klar, dass ich hier die Bestätigung gesucht habe, die ich bei meinem Vater so oft vermisst habe. Meine Eltern sind seit meinem neunten Lebensjahr geschieden. Der Therapeut machte mir klar, dass solche Gefühle auch nach einer Therapie, die gut gelaufen ist, nicht einfach weg sind. Dass man immer wieder neu mit ihnen umgehen lernen muss und dass das sehr lange dauern kann. Das hat mich ziemlich entlastet. Auch, dass er nicht entsetzt war, dass ich wieder bulimisch war. Er war sehr ruhig und wohlwollend.

Wir haben dann auch wieder Essprotokolle geführt. Zuerst dachte ich: ‚Jetzt bist du wieder da, wo du vor fünf Jahren einmal warst. Diese blöden Protokolle.' Dann habe ich gemerkt, dass ich doch einiges kapiert hatte und anders machen konnte als vorher. Ich habe allmählich wieder normaler gegessen. Von Rolf habe ich mich dann getrennt. Mit meiner neuen Abteilungsleiterin hatte ich eine Aussprache zusammen mit dem Betriebsrat. So hat sich manches geklärt. Ich habe jetzt auch wieder eine neue Partnerschaft. Aber ich achte darauf, dass ich auch weiterhin meinen Interessen nachgehe und nicht völlig in der Beziehung aufgehe. Mit dem Therapeuten ist vereinbart, dass ich in drei Monaten noch einmal eine Reihe von Gesprächen haben werde, um meine neuen Erfahrungen in der Beziehung zu besprechen. Wir haben auch noch einmal über meine kritische Einstellung zu meinem Körper, zum Beispiel zu meinen Hüften, die ich immer zu breit fand, gesprochen. Es war fast wie ein Zwangsgedanke.

Meine alte Unzufriedenheit mit dem Mädchensein war wiederbelebt worden. Mein Bruder durfte nämlich häufiger zu meinem Vater als ich. Die beiden haben zusammen immer mehr unternommen. Auch diese Gefühle wurden mir jetzt viel rascher verfügbar als damals, als ich angefangen habe. Von daher habe ich jetzt den Eindruck, ich musste doch wieder nicht bei Null anfangen, so wie bei Monopoly: ‚Gehe zurück auf Los …'. Das war dieses Mal doch anders. »

*„Jetzt bin ich froh, dass ich noch einmal in der Klinik war …"*

### Verena, 32 Jahre, Innenarchitektin

» Ich war wieder ganz in die Magersucht abgerutscht. Mehrere Jahre konnte ich einen BMI von 20 ganz gut halten. Ich habe regelmäßig gegessen. Ich habe mich ganz wohlgefühlt. Mit Max hatte ich sogar geplant, eventuell Kinder zu bekommen. Das hatte ich mir früher nie vorstellen können. Mit 16 hatte ich einen BMI von 12, musste künstlich ernährt werden. Insgesamt hatte ich eineinhalb Jahre in Kliniken verbracht. Danach noch vier Jahre ambulante Therapie. Jetzt vor ungefähr einem Jahr habe ich wieder angefangen zu hungern. Das kam schleichend. Ich habe weniger gegessen, dann Mahlzeiten weggelassen, mir wieder Hosen in kleineren Größen gekauft, mich mit anderen beim Essen verglichen. Gleichzeitig habe ich mich richtig in die Arbeit gestürzt.

Ich habe jede Woche mindestens 80 Stunden gearbeitet. Schließlich schimpfte Max immer mehr, wir hatten kaum noch Privatleben. Auch mein Chef und meine Kollegen waren beunruhigt. Mit meinen Freundinnen hatte ich nur noch sehr wenig zu tun. Schließlich blieb meine Regelblutung wieder aus. Ich bekam trockene Haut, Haarausfall, oft war mir schwindelig. Bei einem Kundengespräch war ich in deren Haus fast umgefallen, konnte mich gerade noch am Türrahmen festhalten. Die hatten das bemerkt und waren sehr erschrocken. Gegenüber Max stellte ich mich taub. Als dann aber mein Chef drohte, mich zu entlassen, wenn ich nicht etwas unternehme, bin ich dann doch zu meiner alten Hausärztin gegangen. Die wurde richtig blass, als sie mich sah. Aber ich habe es immer noch nicht wahrhaben wollen. Das Blutbild war katastrophal, ich hatte einen BMI von knapp 16. Ich bin dann wieder zu meiner Therapeutin. Das war mir äußerst unangenehm. Ich wollte ihr diese Niederlage, so habe ich es irgendwie auch empfunden, nicht zeigen. Als sie dann eine stationäre Aufnahme vorschlug, wollte ich zuerst aus dem Behandlungszimmer rennen. Wir haben es dann noch einmal ambulant probiert.

Nach acht Wochen war ich aber immer noch am selben Punkt. Dann habe ich es eingesehen und ich bin noch einmal in meine alte Klinik zurück. Auch das habe ich zunächst als Niederlage empfunden. Allerdings konnte ich sehr gut an meine frühere Behandlung anknüpfen. Die Körpertherapie und auch die Musiktherapie haben mir sehr geholfen, wieder einen Zugang zu meinem Körper zu finden, der unter dem permanenten Leistungsdruck wieder völlig in Vergessenheit geraten war. Erst während des Aufenthaltes wurde mir klar, dass der Tod meines Vaters mit auslösend für diese Krise gewesen war. Er hatte sich für seinen Beruf, Rechtsanwalt, völlig aufgerieben. Er hatte oft auch 80 Stunden in der Woche gearbeitet, manchmal über mehrere Jahre keinen Urlaub gemacht. Er war starker Raucher. Schließlich hatte er mit 62 Jahren Krebs bekommen, war jahrelang nicht beim Arzt gewesen. Innerhalb eines halben Jahres war er zu einem Nichts abgemagert. Ich war unendlich traurig, weil ich denke, dass ich ihm sehr ähnlich bin. Aber in der Behandlung merkte ich, dass ich auch sehr wütend auf ihn war. Das möchte ich mir zunächst gar nicht eingestehen. Er hätte sich mehr um sich kümmern sollen. Das hätte es mir erleichtert, mich auch mehr um mich zu kümmern. So hatte ich den Eindruck, bei aller Arbeit und aller finanziellen Absicherung, die er für die Familie geschaffen hatte, war er doch ein schlechtes Vorbild. Mir dämmerte dann, dass ich mit mir genau dasselbe machte, nur in einer anderen Richtung. Das war das eine. Das andere war, dass ich mich doch sehr überwinden musste, wieder normal zu essen. Irgendwie war ich genauso abgemagert wie mein Vater. Als mich die Körpertherapeutin darauf aufmerksam machte, dachte ich zuerst: ‚Die spinnt.' Ich habe dann allmählich angefangen, wieder mehr zu essen. Dabei merkte ich, dass mich auch die Aussicht, Kinder zu haben, sehr verunsichert hatte. Irgendwie war mir das völlig unklar mit der Mutter- und der Vaterrolle. Ich hatte sehr große Angst, vereinnahmt und abhängig zu werden. Das hat noch einmal dazu beigetragen, dass ich so gehungert und meine Weiblichkeit wieder verloren habe. Jetzt habe ich wieder einen BMI von 19. Meine Regelblutung ist wieder da. Mit Max bin ich in einem Klärungsprozess über unsere Zukunft. Der Klinikaufenthalt dauerte dieses Mal drei Monate. Vorher war ich mehrfach in Kliniken gewesen, das längste Mal über ein halbes Jahr am Stück. Ich halte mich wieder an meinen Essplan, auch wenn es mir manchmal gezwungen vorkommt. Die Arbeit hab ich so weit reduziert, dass ich mit ca. 45 Stunden in der Woche hinkomme. Es ist sehr gut zu merken, dass auch meine Kolleginnen und Kollegen auf mich achten, und zu spüren, dass sie mich schätzen. Ich bin wieder stärker bei mir und spüre auch mehr Kraft. **«**

---

Sowohl Verena als auch Karola konnten sich nach einer längeren Phase des Widerstrebens zu professioneller Hilfe entschließen. Beide haben diesen Schritt im Nachhinein als positiv erlebt. Beide konnten auf vorhergehende gute Therapieerfahrungen zurückgreifen, sodass die jeweiligen Behandlungen kürzer ausfielen als vorher. Beiden wurden die Auslöser für die erneute Krise emotional spürbarer. Beiden gelang es mit Unterstützung, einen besseren Zugang zu ihrem Körper und ein gesünderes Essverhalten zu finden. Beide sind im Nachhinein froh, dass sie sich wieder Unterstützung geholt haben. Ihre Lebensqualität hat sich entschieden verbessert. Bei beiden war der „Rückfall" kein Zurückrollen auf den Punkt null. Sie konnten ihr anfängliches Schwarz-Weiß-Denken allmählich überwinden.

## Einführung

### Weitere typische Krisensituationen

Im Folgenden nennen wir einige weitere typische Krisensituationen und den möglichen Umgang damit.

**Die häufigsten Probleme im Urlaub.** Wie komme ich an die mir angenehmen, verträglichen und gewohnten Speisen heran? Was denken die Personen von mir, die jetzt ständig mit mir zusammen sind? Wer beobachtet mich jetzt besonders genau (der Partner/die Familie/die Freunde)? Nehme ich hier wieder zu oder ab? Fühle ich mich unter Essdruck? Wie kann ich diesem nachgeben? Urlaub sollte zur Erholung und Entspannung dienen. Für essgestörte Personen kann es genau das Gegenteil sein: purer Stress!

*Hilfreiche Tipps für eine entspannte Urlaubszeit:*
- Vermeiden Sie Urlaube mit Personen, mit denen Sie Konflikte haben.
- Suchen Sie sich Urlaubsziele, an denen Sie gute Speisen bekommen können. Büfettform im Hotel oder Selbstverpflegung in einer Ferienwohnung sind immer hilfreich.
- Gönnen Sie sich Neugierde. Probieren Sie auch einmal landestypische Speisen. Neue, unbekannte Geschmacksrichtungen werden Ihr Essverhalten weiter normalisieren. Genießen Sie! Auch kleine Portionen können da schon hilfreich sein. Wichtig ist: Achten Sie auf Regelmäßigkeit und weiterhin auf die Mengen. Keine „Häppchen" hier oder dort!
- Sorgen Sie für Zwischenmahlzeiten und richten Sie sich nicht nach den Essgewohnheiten Ihrer Begleiter/Gruppe. Viele Menschen essen im Urlaub nur zwei Mahlzeiten. Die sind dann aber ziemlich üppig und könnten für Sie persönlich Auslöser für einen Essanfall sein. Oder Sie verfallen wieder in Hungerphasen, weil nur zwei Mahlzeiten für Sie zu wenig sind. Die Portionen werden bei Ihnen sicherlich nicht so groß sein wie bei Ihren Begleitern. Die Gefahr abzunehmen ist hier groß.
- Bitte verlieren Sie im Urlaub nicht Ihr Ziel aus den Augen: normales Essverhalten (wieder) erlernen!

> **MEHR WISSEN**
>
> Orientieren Sie sich an den Mengenvorgaben aus den Rezepten und Wochenplänen hier im Buch. Dann liegen Sie richtig und bekommen zunehmend ein Gespür für die Mengen, die ein normales Essverhalten ausmacht.

**Einladungen und Familienfeiern.** Die Situation ist ähnlich wie im Urlaub. Nur dass der Zeitrahmen kürzer ist. Ein Tag mit den Eltern, Großeltern und anderen Verwandten und Bekannten kann trotzdem schon zu schwierigen Situationen führen. Vermeiden Sie Provokationen! Was wir damit meinen? Wenn Sie noch untergewichtig sind, regen Sie allein schon durch Ihr Aussehen an, dass Sie ständig zum Essen aufgefordert werden. Diesen Stress sind Sie los, wenn Sie wieder normalgewichtig sind.

Bei einer bulimischen Störung bewegen sich das Gewicht und damit das Aussehen häufig nicht so deutlich sichtbar im Mangelbereich. Bulimie lässt sich perfekt verbergen. Das ist aber kein Freifahrtschein, bei Einladungen über die Maßen zu essen und später wieder zu erbrechen. Auch hier gilt: regelmäßige Mahlzeiten und normale Portionen essen. Nicht aus dem Rhythmus gehen. Nicht im Stillen denken: Dann esse ich eben morgen nichts oder faste für die nächste Zeit.

**Seien Sie mutig.** Sinnvoll ist: gezielt die Speisen zu wählen, die Sie mögen. Wenn nichts dabei ist – was dann?

Machen Sie Kompromisse: wenn es sehr viele fettreiche Speisen gibt, z. B. Bratwürstchen, Kartoffelsalat mit Mayonnaise, Sahnetorten, Streuselkuchen oder andere „Fettbomben", die Sie normalerweise nie essen würden! Dann seien Sie mutig! Nein danke sagen geht auch!

Hier ein Beispiel:

## Von Betroffenen…

### Julia, 32, esssüchtig

Seit ich mich bewusst um mein Essverhalten kümmere, schaffe ich es immer häufiger, auch in meiner Familie „Nein danke" zu sagen. Alle sind dann etwas verblüfft, aber keiner drängt mir dann noch etwas zu essen auf. Ich vermeide dadurch Fressanfälle und fühle mich viel selbstbewusster. «

Lassen Sie sich nichts aufdrängen, sondern gehen Sie Ihren Bedürfnissen nach. Fragen Sie sich ganz bewusst: „Habe ich nicht doch Hunger auf diese Bratwurst?" Hören Sie auf zu essen, wenn Sie wirklich satt sind, nicht dann, wenn Sie meinen satt sein zu müssen. Nur so lernt Ihr Körper wieder, diese Signale richtig zu senden.

Eine Orientierung an Ihren Mitmenschen kann nur dann hilfreich sein, wenn diese sich nicht unmäßig auf Feiern vollstopfen. Das ist leider immer wieder mal der Fall. Normales Essverhalten? Es lässt sich sicherlich darüber streiten, aber fangen Sie an, auf sich zu achten und nicht für andere etwas zu tun oder zu lassen.

Sind Sie hungrig, dann essen Sie mit Genuss die angebotenen Speisen. Sind Sie satt, dann hören Sie auf und sagen „Nein danke, ich bin jetzt gut gesättigt. Es war ausgesprochen lecker." Damit können Sie jeden Gastgeber besänftigen. Loben Sie seine Küche, dann hört er auf, Ihnen etwas aufzuzwingen. Auch Eltern und Großeltern können das noch lernen, wenn Sie konsequent sind.

## Von Betroffenen…

### Susanne, 18 Jahre, anorektisch

Weihnachten ist furchtbar. Alle sitzen am Tisch und beobachten mich. Meine Mutter bietet mir ständig etwas zu essen an, auch wenn ich meinen Teller noch gar nicht leer habe. Ich traue mich nicht, etwas abzulehnen, weil es dann wieder voll den Stress gibt. «

### Jutta, 35 Jahre, ehemals anorektisch

Trotzdem ich heute schon etwas beständiger esse und im Normalgewichtsbereich liege, fällt es mir total schwer, in den Urlaub zu fahren. Ich stelle mir dann immer vor, dass ich dort nicht normal essen kann, weil das Angebot so verlockend ist. Das schränkt mich sehr ein. In Gruppen fahre ich gar nicht weg. Es gibt also noch viel zu lernen für mich. «

### Zum eigenen Körper freundlich sein

In unserer Gesellschaft ist eine Unzufriedenheit mit dem eigenen Körper weit verbreitet. Das gilt für Frauen, aber auch für Männer. Essstörungen sind häufig das Resultat einer solchen sehr ausgeprägten Unzufriedenheit. Personen, die eine Essstörung entwickeln, verbinden ihr Selbstwertgefühl oft in extremer Weise mit dem, wie sie ihren Körper wahrnehmen. Diese Wahrnehmungen sind in aller Regel verzerrt, und zwar in negativer, oft sogar extrem negativer Weise. Häufig werden vermeintliche oder tatsächliche Zurückweisungen, Misserfolge oder schlechte Stimmungen automatisch mit dem Körper verbunden und auf einen in irgendeiner Weise unzulänglichen Körper zurückgeführt. Psychotherapie von Essstörungen zielt deswegen immer darauf ab, die Einstellung zum eigenen Körper zu verbessern. Aber auch nach Behandlungen, sogar nach erfolgreichen, besteht eine Neigung, den eigenen Körper, zumeist spezielle Körperteile, in Spannungs- oder

## Einführung

Konfliktsituationen kritisch zu bewerten. Manchmal ist dies der Weg in ein Wiederaufflackern eines gestörten Essverhaltens oder sogar in einen Rückfall.

### Der Vergleich mit anderen

Oft tragen äußere Auslöser dazu bei, den eigenen Körper negativ zu bewerten.

Dies können Vergleiche mit Models in Modezeitschriften sein. Diese befinden sich häufig im Untergewichtsbereich. Das normale Gewichts- und Figurspektrum wird hier nicht abgebildet. Frauen, aber auch Männer, können beim Vergleichen unzufrieden mit sich selbst reagieren. Vergleiche finden auch bei anderen Gelegenheiten statt, im Café, im Schwimmbad oder am Arbeitsplatz. Immer ist dies mit der irrigen Vorstellung verbunden, dass diejenigen, die die als erstrebenswert angesehene Figur haben, erfolgreicher, leistungsfähiger, beliebter, anerkannter, kompetenter und zufriedener sind. Die eigene Person wird demgegenüber als schlecht eingeschätzt.

Körperunzufriedenheit ist häufig auch mit einer Unsicherheit darüber verbunden, welche Kleidung zu einem passt. Für normalgewichtige Frauen kann es manchmal schwierig sein, attraktive, modische Kleidung zu finden. Insgesamt ist es nicht einfach, für sich keinen eigenen passenden Kleidungsstil zu entwickeln, herauszubekommen, was zu einem passt. Dies ist in der Regel ein längerer Suchprozess mit Versuch und Irrtum. Manche vermeiden es, dass ihre Körperformen sichtbar werden. Sie neigen dazu, zu weite Kleidung zu tragen. Manche wiederum zwängen sich in zu enge Kleidung und haben dabei ständig das Gefühl, zu dick zu sein. Ein Wechsel der Konfektionsgröße kann als Niederlage empfunden werden. Doch oft ist er eine Verbesserung.

Ähnlich ist es mit Bewegung und Sport. Manche Essgestörte vermeiden Bewegung und Sport gänzlich, weil sie sich in ihrem Körper ständig unwohl, zum Beispiel zu schwer oder zu unförmig, fühlen. Andere wiederum betreiben Sport in extremer, schädigender Weise. Auch hier ist es nicht leicht, das Passende zu finden.

## *Von Betroffenen ...*

### Marion, 32 Jahre alt, medizinisch-technische Assistentin

» Vor meiner Therapie habe ich immer mit meinem Körper gehadert. Insbesondere habe ich meine Beckenknochen als zu breit empfunden. Ich fand mich immer unförmig. Deshalb habe ich mich auch kaum ins Schwimmbad getraut. Höchstens frühmorgens oder abends, wenn ich mich sicher fühlte, nicht zu vielen Menschen zu begegnen. Ich habe gehungert, massivste Essanfälle gehabt, immer wieder erbrochen. Richtig untergewichtig war ich eigentlich nie. Ich hatte immer gehofft, durch das Hungern und Erbrechen meine Körperform verändern zu können. Das habe ich allerdings erst in der Therapie gemerkt, dass dieser Wunsch dahinterstand. Im Grunde war es der Wunsch, meine Beckenknochen auszukotzen. So sehr habe ich mich gehasst, mein ganzes Selbstwertgefühl hing daran. Ich habe mich immer in ganz enge Jeans hineingepresst. Eigentlich standen die mir nicht, aber ich wollte so sein wie die anderen. Jedenfalls so, wie ich dachte, dass die anderen wären.

Wenn ich genau hingucke, sehe ich, dass die meisten gar nicht so sind, wie ich mir das vorgestellt habe. Ich hatte im Grunde immer nur einige wenige und die Girlies in den Zeitschriften vor Augen. Jetzt kaufe ich mir etwas weitere Hosen. Mein Freund meint, dass ich dadurch sogar weiblicher wirke. Mit meinen Beckenknochen und meiner Hüftweite habe ich mich allmählich angefreundet. Allerdings trage ich im Schwimmbad einen Badeanzug. Ich habe festgestellt, dass mir Bikinis nicht stehen.

Meine Figur kommt im Badeanzug auch besser heraus. Natürlich ist das Problem nicht ganz weg, unsicher fühle ich mich immer wieder. Neulich wurde meine Kollegin von unserer Chefin gelobt, ich nicht. Fast automatisch schaute ich an mir herunter auf meine Hüften. Dann merkte ich was los ist. ‚Aha, jetzt schiebst du es wieder auf deine Hüften', habe ich mir dann innerlich sagen können. Oder neulich, nach dem ersten Abend im Tanzkurs. Ich fühlte mich da etwas unbeholfen, tollpatschig. Mein Freund ist auch nicht der Geschickteste. Als ich uns dann mit den anderen Paaren verglich, hatte ich schlechte Laune. Danach hatte ich mir noch ein Modejournal angeguckt. Das gab meiner Stimmung doch fast den Rest. Am Abend habe ich dann nur noch einen Joghurt gegessen. Wenn es ein Magerjoghurt gewesen wäre, hätte ich den genommen, aber den kaufe ich seit meiner Behandlung nicht mehr.

Der Drang zu versuchen, meinen Körper irgendwie anders hinzukriegen, ist also immer wieder mal da. In solchen kritischen Situationen, die für andere von außen vielleicht ganz belanglos aussehen, fühle ich mich körperlich schnell unwohl. Zum Glück kann ich das jetzt korrigieren. Ich schwimme regelmäßig einmal in der Woche mit einer Freundin, morgens mache ich Gymnastik für meinen Rücken und meinen Bauch, so ca. 20 Minuten. Das habe ich mit meiner Krankengymnastin besprochen. Das reicht mir eigentlich. Wenn ich sehr gestresst bin, mache ich auch Körperübungen, die ich in der Klinik gelernt habe, zum Beispiel indem ich mich entspannt hinlege, auf den Teppich oder so, und in meine unterschiedlichen Körperregionen hineinatme und dem nachspüre. «

### Anna, 20 Jahre, Abiturientin

» In der Therapie bin ich auch darauf gekommen, dass ich schon lange das Gefühl hatte, dass meine Hände zu groß und zu kräftig sind. Im Vergleich zu meinem sonstigen Körper, meine ich. Irgendwie hatte ich das Gefühl, das muss sich ändern. So war der Eindruck. Ich wollte gerne zierliche Hände haben, so wie eine Mitschülerin, die auch noch gut Geige spielte. Die hatte ich immer vor Augen. Während meiner Magersucht hatte ich dann noch riesige Angst, dass mein Bauch immer dicker werden könnte. Der wölbte sich sehr hervor. Erst im Nachhinein habe ich kapiert, dass das durch das Hungern kam. Je dünner ich wurde, ich hatte zeitweise nur noch einen BMI von 14, desto mehr trat der Bauch hervor und desto mehr Angst bekam ich, dass das noch stärker werden könnte, wenn ich wieder normaler esse. Irgendwie hatte ich überhaupt nicht begriffen, dass die Gedärme ihren Platz brauchen und den auch beanspruchen und dass das sich umso stärker auswirkt, je dünner ich bin. Als meine Körpertherapeutin in der Klinik mir das sagte, habe ich ihr das zuerst nicht geglaubt. Ich dachte, die wollte mich überreden, so wie meine Eltern und meine Geschwister. Ich hatte eine total verzerrte Wahrnehmung und eine wahnsinnige Angst vor der Veränderung.

Zuerst habe ich nur unter Druck normaler gegessen. Allmählich merkte ich dann, dass sich meine Proportionen doch verschoben. Nun empfinde ich meinen Bauch als ziemlich normal, meistens jedenfalls. Meine Hände wirken auch nicht mehr so groß. Die starken Handknochen habe ich wohl von meinem Vater geerbt. Der ist Zimmermann, er hat lange auf dem Bau gearbeitet. Gar nicht so zierlich, wie ich es gern gehabt hätte. Inzwischen sehe ich hier auch die Vorteile. Ich mache selbst gerne mal etwas Handwerkliches, habe bei uns im Keller so eine Werkbank für mich eingerichtet. Ich merke auch, dass Jungen das ganz gut finden, wenn ich da selbstbewusster bin und nicht so schwach wirke. Ich habe jetzt zum ersten Mal einen Freund.

In der Magersuchtphase war ich eine Zeit lang jeden Tag im Fitnessstudio. Meinen Eltern habe ich gesagt, ich muss den Vertrag ja wohl ausnutzen. Meine Eltern waren auch ziemlich extrem drauf, was Sport angeht, haben viel für Triathlon trainiert. Durch die Therapie hat das aber auch nachgelassen. Früher wurde auch manchmal in der Familie und außerhalb über mich gelästert, gerade auch über meine Hände. Meine Eltern sagten manchmal „Pranken". Das hat natürlich sehr wehgetan.

Einführung

Als sie merkten, was sie damit angerichtet hatten, tat es ihnen sehr leid. Das Bedauern war ehrlich. Von daher konnte ich das annehmen. Das Vergleichen mit anderen Mädchen tritt immer noch auf. Automatisch schaue ich auf die Hände und auch auf den Bauch. Meistens haben diese Situationen mit Leistung und mit Gutankommen bei anderen zu tun. Aber auch damit, sich etwas zu gönnen. Als mir meine Eltern und meine Großeltern nach dem schriftlichen Abitur eine Fahrt nach Rom schenkten, mit meiner Freundin zusammen, hatte ich sofort wieder ein unangenehmes Gefühl, Hände und Bauch. Ich konnte es jetzt aber zuordnen. Gehungert habe ich danach nicht mehr. »

### Sylvia, 48 Jahre alt, Kassiererin

» Ich war eigentlich immer leicht übergewichtig, schon als Kind. Das liegt natürlich daran, wie wir ernährt wurden. Bei uns wurde viel und fett gegessen. Zum Teil ist es aber auch meine Konstitution. Vor meiner Behandlung habe ich sehr viel mehr gewogen. Das kam durch die Essanfälle, die ich fast täglich hatte. Ich habe eigentlich nur noch bei der Arbeit gesessen, im Auto gesessen und zu Hause gesessen. Auch mit den Kindern mochte ich nicht mehr ausgehen. Ich mochte mich einfach nicht mehr bewegen. Das war natürlich fatal. Auch ins Schwimmbad wollte ich nicht mehr gehen, weil ich mich schämte. Manchmal konnten mein Sohn und meine Tochter mich überreden. Die und mein Mann haben mich dann praktisch ins Wasser begleitet. Dann konnte mich, so dachte ich, niemand sehen. Ich hatte immer das Gefühl, alle stieren mich an. Natürlich stimmte das nicht.
Langsam habe ich dann gelernt, etwas für mich zu tun. Wir haben uns einen Heimtrainer angeschafft, so ein Fahrrad. So konnte ich mich bewegen, ohne meine Gelenke zu belasten. In der Physiotherapie in der Klinik habe ich auch Übungen gelernt, die nicht belastend waren. Meine Familie hat mir auch sehr geholfen. Natürlich haben wir das Essen sehr umgestellt. Jetzt traue ich mich wieder zum Schwimmen. Mit meinem Mann habe ich auch Anschluss an eine Wandergruppe gefunden. Die Kinder sind ja nun schon älter. Die Touren sind nicht so extrem, kein Leistungssport, an einem Tag am Wochenende so insgesamt 10 bis 15 Kilometer. Das schaffe ich inzwischen wieder ganz gut. Und ich mag es eigentlich auch, dass ich etwas runder bin. Dadurch wirke ich fraulicher. Was mir jetzt Sorgen macht, sind die beginnenden Wechseljahre. Ich fühle mich manchmal schwerer und unausgeglichen. Dann kommt manchmal mein altes Körpergefühl wieder, wie es war, als ich wirklich übergewichtig war. Dann habe ich tatsächlich die Neigung, wieder in den alten Trott zu verfallen. Mich möglichst nicht zu bewegen und mich auch nicht in der Öffentlichkeit sehen zu lassen, also das zu vermeiden, was ich jetzt gerade in den letzten Jahren gewonnen habe. Zum Glück steht mein Mann hinter mir und ich merke auch, wie sich nach Bewegung und wenn ich unter Leuten war, meine Stimmung wieder aufhellt. »

In allen drei Beispielen besteht auch nach der Behandlung eine Neigung, den eigenen Körper oder spezifische Körperteile als negativ zu empfinden. Dies geschieht meist in typischen Spannungs- oder Konfliktsituationen. Das Vergleichen spielt hier oft eine Rolle. Marion, Anna und Sylvia sind sich dabei bewusst, dass sich ihre Wahrnehmung verzerrt.

Alle haben für sich Formen gefunden, sich zu bewegen oder Sport zu treiben, wie es ihnen angemessen ist. Alle drei vermeiden dabei Extreme. Sie haben aus ihren Behandlungen Möglichkeiten zur kritischen Distanz und eine positive Bewertung ihrer körperlichen Möglichkeiten oder ihres Aussehens mitgenommen. Zum Teil berichten sie, wie sie auch bezüglich der Kleidung das gefunden haben, was zu ihnen passt. Für alle ist der lange Weg in der Auseinandersetzung mit dem ehemals schlechten Körpergefühl nicht abgeschlossen. Aber sie wissen sich inzwischen zu helfen.

### Für ein besseres Körpergefühl

- Wenn Sie sich im Spiegel anschauen, formulieren Sie etwas Positives über sich und Ihr Aussehen.
- Was gefällt Ihnen an Ihnen? Benennen Sie zunächst einmal das. Vielleicht sind es Ihre Augen, vielleicht Ihr Mund, vielleicht Ihre Haarfarbe, Teile Ihrer Figur. Wenn Ihnen etwas Kritisches einfällt, versuchen Sie, dies umzuformulieren.
- Was könnte der Vorteil von dem sein, was Sie kritisieren? Anna hat beispielsweise sogar den Vorteil ihrer angeblich großen Hände erkannt. Marion wirkt bei entsprechender Kleidung mit ihren Hüften weiblich. Sylvia mag ihre Rundungen.
- Suchen Sie Kleidung, die Ihnen steht. Nehmen eine Freundin oder einen Freund zum Einkauf mit, die ehrlich sagen, was sie denken.

### Entspannungsübungen

Sie können beispielsweise die von Marion erwähnte Atemübung ausprobieren, ein ausgiebiges Bad nehmen und sich anschließend eincremen oder eine der folgenden Entspannungsübungen machen (siehe hierzu auch das im Anhang genannte Buch von Reich/Götz-Kühne/Killius, S. 164/165).

#### Atemübung, um Verspannungen zu lösen

Setzen oder legen Sie sich bequem hin. Richten Sie Ihre Aufmerksamkeit auf die Atmung und beobachten Sie, wie die Luft in Ihren Körper ein- und wieder ausströmt. Spüren Sie, wie sich dabei Ihr Bauch hebt und senkt. Lassen Sie mit jedem Atemzug etwas mehr los und schicken Sie Ihren Atem dorthin, wo die Verspannungen sitzen. Stellen Sie sich nun vor, dass sich mit jedem Ausatmen die Verspannungen etwas mehr lösen. Kehren Sie mit Ihrer Aufmerksamkeit immer wieder zu Ihrer Atmung zurück und lassen Sie dabei mehr und mehr Ihre Verspannungen los.

#### Reise durch den Körper

Um Bewusstheit für Ihren gesamten Körper zu erlangen, eignet sich folgende Körperreise:

- Setzen oder legen Sie sich bequem hin. Spüren Sie Ihre Ein- und Ausatmung. Konzentrieren Sie sich nur darauf. Tauchen Gedanken auf, lassen Sie diese einfach vorüberziehen und kehren mit Ihrer Aufmerksamkeit wieder zu Ihrer Atmung zurück.
- Lassen Sie nun den Atem nacheinander in folgende Teile Ihres Körpers strömen: Beginnen Sie mit den Haaren, dem Kopf und Ihrem Gesicht, gehen Sie dann weiter über die Schultern, die Arme und atmen bis in die Fingerspitzen. Danach atmen Sie bewusst in Ihren Nacken, Ihre Schultern, Ihren Rücken bis zum Gesäß.
- Mit einem neuen tiefen Atemzug atmen Sie in Ihre Brust, Ihren Bauch, Ihren Unterleib, über die Oberschenkel und Beine bis hin zu den Fußspitzen. Lassen Sie nun die Luft noch einmal nacheinander in all die Teile Ihres Körpers strömen, die Ihnen einfallen, und senden Sie auf diese Art und Weise Ihre Wertschätzung dorthin. Schicken Sie Ihren Atem auch zu den Teilen Ihres Körpers, die Sie vielleicht kritisch betrachten, die vielleicht nicht so aussehen, wie Sie es gerne möchten. Wenden Sie sich auch diesen Körperteilen mit freundlicher Aufmerksamkeit zu.
- Zum Abschluss spüren Sie noch einmal Ihren Körper in seiner Gesamtheit und richten dabei Ihre Aufmerksamkeit noch einmal deutlich auf Ihre Ein- und Ausatmung.

*Einführung*

## Sport tut gut

Grundsätzlich gilt, dass Sport, moderat und regelmäßig betrieben, das Körpergefühl und den psychischen Zustand verbessert.

Doch nur wenn Sie im Normalgewichtsbereich zwischen BMI 18,5 und 25 sind, können Sie bedenkenlos moderat trainieren. Das bedeutet, etwa dreimal in der Woche bis zu einer Stunde. Günstig sind Sportarten, bei denen Sie den ganzen Körper trainieren und unter Menschen kommen.

## *Von Betroffenen …*

### Julia, 25 Jahre, bulimisch

» Nur wenn ich mein Sportprogramm durchgezogen hatte, konnte ich ohne schlechtes Gewissen essen. «

### Anke, 26 Jahre, anorektisch

» Ich habe nachts stundenlang vorm Fernseher meine Übungen gemacht. 1000-mal wiederholt, bis meine Hüftknochen auf dem Fußboden wund gescheuert waren. Aber meine Beine fühlten sich immer noch schlaff und dick an. Schlafen konnte ich auch nicht mehr. «

**Trainieren im Fitnessstudio?** Essgestörte isolieren sich sehr gern und geraten leicht in eine Art Bewegungssucht.

Viele besuchen Fitnessstudios. Es kann günstig sein, wenn Sie sich dort in der Atmosphäre wohlfühlen und keinen „Fitness- und Abnehm-Wettkampf" betreiben. Viele Besucher fangen jedoch schnell an, sich mit anderen zu vergleichen, und Essgestörte neigen ganz extrem dazu. Hinzu kommen die großen Spiegelwände, in denen Sie sich womöglich „dick" sehen. Wenn Ihnen dann auch noch anscheinend ideal gebaute und durchtrainierte Männer und Frauen über den Weg laufen, ist Ihr Frust programmiert: Entweder gehen Sie nicht mehr hin oder fangen an, extrem viel zu trainieren, weil Sie glauben, nicht schön genug zu sein.

Ein Fitnessstudio kann also nur dann die richtige Wahl sein, wenn dort „Normale" trainieren und die Trainer Sie nicht zu extremen Trainingsprogrammen überreden, mit denen Sie zum Beispiel Ihr Fettgewebe „wegschmelzen" sollen, auch wenn kaum etwas dran ist an Ihnen! Auch von speziellen Diätplänen und Sportdrinks oder Pulvern raten wir dringend ab. All das benötigen Sie nicht. Sie haben Ihr Ziel: ein gesundes Essverhalten (wieder) erlernen und erhalten!

**Sport soll Ihr Ziel nur unterstützen** und Ihnen ein gutes gesundes Körpergefühl verschaffen. Das geht auch, wenn Sie zu Beginn vielleicht nur längere schnelle Spaziergänge machen. Bei Esssüchtigen mit Übergewicht sind gelenkschonende Sportarten günstig:

- Schwimmen
- Aquagymnastik
- Aquajogging
- Radfahren
- Nordic Walking
- Yoga

Viele Übergewichtige haben zunächst Hemmungen, mit anderen zu trainieren. Spezielle Kurse für Übergewichtige können helfen, Ihr Selbstwertgefühl zu stärken und auch als Übergewichtige sportlich zu werden. Sie müssen nach solchen Sportstunden keine Essanfälle mehr haben, weil Sie sich nicht mehr in Frustsituationen begeben.

# Was Sie beim Sport beachten sollten

- Sport soll Spaß machen: Falls Sie lange Zeit keinen Sport mehr getrieben haben, fangen Sie langsam wieder an und suchen Sie sich eine Sportart, die Sie interessiert. Bitte nicht joggen gehen, wenn Sie es sterbenslangweilig finden!
- Gesundheits-Check durchführen lassen: Falls Sie untergewichtig sind, müssen Sie vorher mit einem kompetenten Arzt darüber sprechen, inwieweit Sie Sport treiben dürfen. Eine Untersuchung mit Herz-Kreislauf-Check und Prüfung der Blutwerte ist dringend angeraten.
- Ohne geht's auch: Falls Sie in der Vergangenheit schon einmal in der Hoch-Zeit Ihrer Essstörung sportsüchtig waren, dann beginnen Sie erst wieder mit dem Sport, wenn Sie sicher sind, auch ohne auszukommen. Und wählen Sie eine andere Sportart, vielleicht eine etwas sanftere, zum Beispiel Tai-Chi oder Bogenschießen, vielleicht auch Golf.
- Die Atmosphäre muss stimmen: Suchen Sie sich Sportstätten, in denen eine angenehme und lockere Atmosphäre herrscht. Vielleicht ist die eine oder andere gute Freundin bereit mitzukommen. So haben Sie eine „Eingeweihte" an Ihrer Seite und können mit ihr eventuell auch über Ihre Schwierigkeiten bezüglich Ihres Körperbewusstseins sprechen. Sie verfallen nicht in Frustsituationen, weil Sie Unterstützung an Ihrer Seite haben.
- Trainingskleidung: Wählen Sie etwas, in dem Sie sich 100-prozentig wohlfühlen! Alte Schlabber-T-Shirts über ausgebeulten Jogginghosen machen Sie nicht unbedingt attraktiv vor dem Spiegel im Trainingsraum. Kaufen Sie sich entsprechend der gewählten Sportart angebrachte Funktionskleidung, möglichst in Ihren Lieblingsfarben und in Ihrer passenden Konfektionsgröße! Also nicht Größe 38, wenn Sie XL haben oder umgekehrt.
- Stop! Unmittelbar nach Ess- und Brechanfällen sollten Sie auf keinen Fall trainieren. Das Training soll der Entspannung und dem Genuss dienen, nicht der Bestrafung!
- Erst ab BMI 18,5: Falls Sie als Untergewichtige nicht regelmäßig 500 g pro Woche zunehmen, muss das Training ebenfalls stark beschränkt werden. Erst ab BMI 18,5: Konstant gehalten, ist regelmäßiges moderates Training förderlich zur Stärkung Ihres Körpers und Ihres Körperbewusstseins.
- Etwas mehr essen: Beachten Sie, dass Sie an Trainingstagen die Nahrungszufuhr ruhig etwas steigern können, zum Beispiel statt nach einem Tag aus dem Wochenplan „50–60 kg" können Sie einen Tag aus dem Wochenplan „60–70 kg" oder sogar „über 70 kg" auswählen. Die Flüssigkeitszufuhr sollten Sie auch steigern. Es gilt, ca. 0,5 l pro 30 Minuten Sport zusätzlich an Flüssigkeit aufzunehmen. Eine Apfelsaftschorle, wie im Kapitel „Notfallmaßnahmen bei Rückfällen" beschrieben, gilt als ideales Sportgetränk.
- Bei starkem Übergewicht nichts verändern: Falls Sie als ehemals Esssüchtige noch starkes Übergewicht haben, sollten Sie an Trainingstagen Ihren Speiseplan nicht verändern, da für Sie eine leichte Gewichtsreduktion nur günstig wäre. Aber machen Sie bitte keine Reduktionsdiät, wenn Sie noch Essanfälle haben. Solche Diäten fördern nur Ihr gestörtes Essverhalten.

Nun können Sie also starten und durch ein moderates Training und regelmäßige Mahlzeiten wieder ein normales Essverhalten und ein normales „Wohlfühlgewicht" erreichen. Mit Geduld und Konsequenz können Sie viel für sich tun.

Aber warten Sie bitte nicht zu lange, wenn sich wirklich krankhafte Verhaltensweisen, größere Gewichtsschwankungen und Depressionen einstellen. Hier müssen Sie sich in fachliche Beratung und Therapie begeben!

## Von Betroffenen …

### Petra, 32 Jahre, normalgewichtig, bulimisch

» Beim Aquafitness sind viele dickere Menschen und die haben auch keine Angst, sich im Badeanzug durch die Schwimmhalle zu bewegen. So habe ich auch allen Mut zusammengenommen und bin dort immer wieder hingegangen. Endlich fühlte ich mich nicht mehr dick und die Bewegung im Wasser tat mir unwahrscheinlich gut. «

Einführung

# Gesund und regelmäßig essen

Für eine essgestörte Person ist es lange Zeit sehr schwierig, das für ihre Körpergröße und den Körperbau angemessene Körpergewicht zu akzeptieren. Ein Wohlfühlgewicht scheint fast unerreichbar zu sein, wenn es sich noch im gesundheitlichen Rahmen bewegen soll.

### Das richtige Körpergewicht
Der gesundheitliche Rahmen ist am „Body Mass Index" (BMI) orientiert. Es gilt: Alles, was zwischen BMI 18,5 und 25 liegt, wird als Normalgewicht bezeichnet!

Die Berechnungsformel lautet:

$$\frac{\text{Körpergewicht in kg}}{(\text{Körpergröße in m})^2}$$

**Beispiel:** Eine 1,75 m große Frau darf demnach zwischen 56,6 und 76,6 kg wiegen. Nicht berücksichtigt sind dabei: Alter und Muskelanteil. Beim Geschlecht wird in der Regel den Männern aufgrund des genetisch höher liegenden Muskelanteils ein höheres Gewicht, den Frauen ein niedrigeres Gewicht (niedrigere Muskelmasse, höherer Fettanteil, genetisch bedingt!) zugeschrieben. Muskelgewebe wiegt mehr als Fettgewebe. Mit zunehmendem Alter darf das Körpergewicht auch etwas höher liegen. Es sollte aber nie unter BMI 18,5 liegen.

Ab einem BMI unter 15 sollte ein Klinikaufenthalt dringend in Erwägung gezogen werden. Ein engmaschiges Überwachungssystem durch Arzt und Psychologen sowie Oecotrophologin sind unbedingt erforderlich.

| Körpergröße | BMI 18,5 | BMI 25 |
|---|---|---|
| 1,50 m | 41,6 kg | 56,3 kg |
| 1,55 m | 44,4 kg | 60 kg |
| 1,60 m | 47,4 kg | 64 kg |
| 1,65 m | 50,4 kg | 68 kg |
| 1,70 m | 53,5 kg | 72,2 kg |
| 1,75 m | 56,6 kg | 76,6 kg |
| 1,80 m | 59,9 kg | 81 kg |
| 1,85 m | 63,3 kg | 85,6 kg |

### INFO

#### „Die Waage ist mein größter Freund oder mein ärgster Feind!"

Sie können sicherlich ein Lied davon singen. Jede Gewichtsreduktion war ein freudiges Ereignis, jede Zunahme löste Frust aus. Mehrmals täglich auf dieses Ding gehen, vorher zur Toilette, möglichst ohne Ballast. Stress pur. Die Waage bestimmte Ihre Laune?

Eine Waage kann erst dann wieder ins Haus kommen, wenn Sie bereit sind, sich maximal einmal wöchentlich zu wiegen.

- Die Waage sollte nur zur Orientierung dienen.
- Liege ich zwischen BMI 18,5 und 25?
- Halte ich mein Gewicht oder nehme ich ab/zu?
- Ist alles noch im gesunden Rahmen?

Und vergessen Sie nicht, sich dabei auch immer wieder bewusst zu machen – irgendwo zwischen BMI 18,5 und 25 liegt Ihr „Wohlfühlgewicht". Ja, tatsächlich. Da können Sie wieder hinkommen. Also: Ruhe bewahren und regelmäßig essen.

**Spezielle Waagen:** Gängig sind mittlerweile auch Waagen, die zusätzlich zum Körpergewicht den Körperfettanteil (in Prozent) und zum Teil auch den Wasseranteil (in Prozent) und die Muskelmasse (in kg oder Prozent) ermitteln (Bio-Impedanz-Analyse).

Diese Waagen können bei Essgestörten echte Tiefgänge auslösen. Gerade wenn Sie sich noch im Untergewichtsbereich befinden, werden die Körperfettanteile meist falsch ermittelt. Diese Waagen sind nur für gesunde Menschen wirklich geeignet und zeigen im Übrigen nur Tendenzen an. Wissenschaftlich gesehen, sind die Daten unbrauchbar. Nur wenige Arztpraxen, Kliniken oder Apotheken leisten sich teure Bio-Impedanz-Analyse-Geräte, die wirklich exakte Werte liefern.

### Diäten und alternative Ernährungsformen

Sehr viele Essgestörte sind bei zahlreichen Diätversuchen oder bei der Durchführung spezieller Ernährungsformen erst erkrankt. Natürlich nicht nur deshalb, denn die psychische Komponente spielt die wesentliche Rolle. Trotzdem lässt sich häufig beobachten, dass beispielsweise Reduktionsdiäten der Einstieg in ein gestörtes Essverhalten waren.

## Von Betroffenen...

### Jutta, 23 Jahre, bulimisch

Mit 16 machte ich meine erste Diät, weil ich mich zu dick fühlte. Ich probierte mehrere Diäten aus, scheiterte aber immer häufiger nach ein paar Tagen. Ich zählte nur noch Kalorien und nahm ständig ab und wieder zu. Mit 18 hatte ich ungefähr 10 Kilo zugenommen, obwohl ich eigentlich ständig auf Diät war! Dann fing ich an, mir den Finger in den Hals zu stecken und zu erbrechen. Später nahm ich noch haufenweise Abführmittel und konnte kaum noch schlafen, weil ich ständig Durchfälle und Bauchkrämpfe hatte. Mein Gewicht konnte ich dadurch nicht reduzieren. Es war ein quälender Kreislauf entstanden. 《

**Verlernt, Körpersignale wahrzunehmen.** Essgestörte haben es verlernt, ihren körperlichen Bedürfnissen entsprechend Nahrung aufzunehmen. Neben einer starken familiären Prägung, die unser Essverhalten schon als Kleinkind in bestimmte Bahnen lenkt, sind später auch gesellschaftliche und psychische Einflüsse maßgeblich an unserem Essverhalten beteiligt.

Ein Diätplan stellt eine starke Beeinflussung unseres natürlichen Essinstinktes dar. Unterdrückt werden individuelle Lebensmittelpräferenzen und Gewohnheiten, die allerdings nicht immer gut sein müssen. Hinzu kommt, dass viele Reduktionsdiäten nicht ausgewogen sind, sondern auf mittlere oder längere Sicht zu Mangelerscheinungen führen. Mangelernährung führt häufig zu Essanfällen, weil der Körper nach den fehlenden Nährstoffen verlangt.

> **INFO**
>
> ### Typische Diäten
>
> **Fasten:** sollte man nur unter Anleitung durchführen. Es ist nicht zur dauerhaften Gewichtsreduktion geeignet. Fasten bewirkt grundsätzlich keine Änderung des Ernährungsverhaltens.
>
> **Kartoffel-Diät** oder „Spargel-Diät" oder „Erdbeer-Diät" oder, oder, oder ... Das Angebot solcher „sensationellen" immer wiederkehrenden Mono-Diäten ist groß. Im Frühjahr sind die Frauenzeitschriften voll davon. Das Prinzip ist einfach gestrickt: Ein Nahrungsmittel wird in den Vordergrund gestellt und nur durch wenige weitere Lebensmittel ergänzt. Es handelt sich um sehr einseitige und unausgewogene Kostformen, die auf Dauer zu einem Mangel führen.
>
> **Hay'sche Trennkost:** kompliziert und undurchsichtig. Vorteile für die Trennung von proteinreichen und kohlenhydratreichen Lebensmitteln sind wissenschaftlich nicht nachgewiesen. Die Nährstoffversorgung selbst ist aber weitgehend ausgewogen.
>
> **Atkins-Diät:** Eine uralte Philosophie wurde in den letzten Jahren wieder als sensationelle Diät ausgegraben. Selbst Mediziner und Wissenschaftler haben sich zu dieser Diät bekannt. Unglaublich – diese fett- und proteinlastige Kostform ist extrem schädlich und zudem schwer durchzuhalten. Eine moderne Variante ist die „South Beach Diät".
>
> **Brigitte-Diät:** präsentiert sich seit Jahren immer wieder mit neuen und leckeren Rezepten. Wer den Kochaufwand nicht scheut, kann sich wirklich dauerhaft ausgewogen ernähren. Wer sich an die festen Speisepläne hält, kann jedoch auch sein individuelles Essbedürfnis verlieren. Das ist im Übrigen immer das Problem bei Essplänen. Bei Essstörungen können aber ausgewogene Speisepläne wieder zu einem normalen Essverhalten führen, weil neue gesunde Essgewohnheiten eingeübt werden.
>
> **Glyx- oder LOGI-Diät:** im Prinzip eine sinnvolle Bewertung der einzelnen Lebensmittel – die Wirkung der Lebensmittel auf den Blutzuckerspiegel bzw. die Insulinausschüttung als Maßstab zu nehmen. Leider wurde dabei nicht bedacht, dass die meisten Lebensmittel zusammen mit anderen gegessen werden und sich dadurch die Werte verändern können. Trotzdem ernährt man sich nach diesen beiden Prinzipien vollwertig und ausgewogen. Es werden vor allem Vollkornprodukte, Gemüse und Obst bevorzugt.
>
> **Formula-Diäten:** Pulver-Nahrung aus der Tüte oder Dose. Mit Milch oder Wasser angerührt werden es die unterschiedlichsten Shakes. Zu Mangelernährung kommt es zwar nicht unbedingt, weil diese Pülverchen prall angereichert sind mit Vitalstoffen. Doch Ihr Ernährungsverhalten können Sie sich damit gänzlich verderben. Auf lange Sicht keine Lösung, außerdem teuer und zum größten Teil schmeckt es nicht!

**Checkliste für Diäten.** Das ist nur eine kleine Auswahl an Diäten. Es gibt zahlreiche auf dem Markt.

Die Anbieter versprechen Ihnen attraktive Wirkungen: schnelle Gewichtsreduktion, Entgiftung des Körpers, Entschlackung des Gewebes, Verjüngung, allgemeine Gesundheit und Vorbeugung gegen Zivilisationskrankheiten. Es gibt einige typische Merkmale, mit denen Sie selbst diese Angebote überprüfen können:

- Wird eine hohe Flüssigkeitszufuhr durch genussmittelfreie Getränke empfohlen?
- Wird eine durchschnittliche Gewichtsreduktion von 500 g pro Woche angegeben?
- Ist eine ausreichende Nährstoffversorgung gewährleistet?
- Werden Präparate und Medikamente gemieden?
- Wird eine langfristige Ernährungsumstellung angestrebt?

## *Von Betroffenen ...*

### Sigrid, 43 Jahre, esssüchtig und übergewichtig

> Am besten geht es mir, wenn ich nur dreimal täglich diese Tüten in Milch oder Wasser anrühren muss. Das ist einfach, schnell und verhindert dann für eine Weile meine Essanfälle. Schwierigkeiten bekomme ich spätestens bei Einladungen. Da kann ich dann nicht nein sagen. Fange ich da dann an, normale Speisen zu essen, kann ich nicht an mich halten und esse wieder viel zu viel. Alles, was ich die letzten Tage abgenommen hatte, ist dann schnell wieder drauf. Bis zur nächsten Tütendiät. «

**Alternative Kostformen – ein Holzweg?** Bitte verstehen Sie uns nicht falsch. Dieses Buch ist ein Buch für Essgestörte, nicht für ganz normale, gesunde Esser. Aus diesem Grund stehen wir auch den alternativen Kostformen, wie beispielsweise der vegetarischen Ernährung, Makrobiotik, Rohkost, Vollwertkost nach Bruker, Ayurveda-Ernährung, Chinesischer Ernährungslehre oder der Mazdaznan-Ernährung, skeptisch gegenüber. Denn alle diese Kostformen setzen mehr oder weniger strenge Essregeln voraus und schränken die Nahrungsauswahl zum Teil erheblich ein. Ein Beispiel: Vegane Ernährung, eine strenge vegetarische Form, erlaubt keinerlei tierische Produkte. Wie sollen Sie mit diesem Anspruch Einladungen zum Essen annehmen? Wie ernähren Sie sich im Urlaub? Auf Geschäftsreisen, in der Firmenkantine? Sie müssen fast überall Ihre Speisen oder zumindest einzelne Komponenten mitbringen. Oder Sie essen gar nichts bei Freunden, Bekannten und Eltern? Viele Essgestörte leben alternative Ernährungsformen, um sich gerade von ihren Mitmenschen abzuheben und zu distanzieren.

**Fazit:** Sowohl Diäten, Kuren als auch alternative Kostformen sind für Essgestörte Gift! Lassen Sie die Finger davon. Ihr alleiniges Ziel ist: ein gesundes Essverhalten wieder zu erlernen.

### Ist Ihr Nährstoffkonto im Lot?

Gestörtes Essverhalten hat in der Regel immer eine Fehlernährung zur Folge. Es kommt allerdings nicht sofort zu Mangelerscheinungen. Unser Körper ist fantastisch ausgerüstet und kann lange Zeit mit Hilfe seiner Speicher bestimmte Defizite ausgleichen.

Das ist auch gut so, fördert allerdings bei anorektischen und orthorektischen Menschen das Fehlverhalten, weil sie sich lange gesund und fit fühlen. Hinzu kommt, dass Essgestörte in den meisten Fällen eine gestörte Körperwahrnehmung haben und häufig körperliche und seelische Schädigungen verkennen.

## Einführung

Prinzipiell sind natürlich alle Nährstoffe wichtig und sollten in den erforderlichen Mengen regelmäßig aufgenommen werden. Wir möchten hier nur auf die wirklich kritischen Nährstoffe bei Essstörungen eingehen. Es gibt im Buchhandel zahlreiche Nachschlagewerke und Nährstofftabellen, die umfangreiche und vollständige Daten liefern.

### Protein bzw. Eiweiß

Proteine sind lebensnotwendige Baustoffe für den Körper. Zellen, Enzyme und Hormone werden aus Protein gebildet. Protein bzw. deren Einzelbausteine, die Aminosäuren, sorgen außerdem für den Transport von Energie und Vitalstoffen (u. a. Vitamine, Mineralstoffe). Protein muss täglich aufgenommen werden, weil es im Körper ständig „verbraucht" wird und nicht in größeren Mengen gespeichert werden kann. Außerdem müssen die so genannten essenziellen Aminosäuren (8 von 20) mit der Nahrung aufgenommen werden. Die restlichen Aminosäuren kann der Körper sich selbst zusammenbauen. Man spricht dann von hoher biologischer Wertigkeit eines Lebensmittels oder einer Lebensmittelkombination. Zum Beispiel hat Hühnerei eine biologische Wertigkeit von 94, Kartoffeln haben eine biologische Wertigkeit von 75. Wenn Sie beide Nahrungsmittel in einer Kombination aus 36 Prozent Ei und 64 Prozent Kartoffeln zusammen verzehren, erhalten Sie eine biologische Wertigkeit von 136! Das ist eine der idealsten Proteinkombinationen, die optimal vom Körper als Baustoff und Transportmittel genutzt werden kann. Gerade wenn Sie aufgrund Ihrer Essstörung viel Proteinsubstanz in Form von Muskeln verloren haben (typisch bei Anorexie) ist eine bewusste Proteinaufnahme wichtig.

#### Weitere günstige Kombinationen sind:
Milchprodukt + Getreide
Ei + Soja
Ei + Getreide
Ei + Milchprodukt
Milchprodukt + Kartoffeln
Fleisch + Kartoffeln
Ei + Bohnen
Nüsse + Getreide
Nüsse + Hülsenfrüchte

#### Hauptproteinquellen sind:
- Protein aus Getreide, Kartoffeln, Hülsenfrüchten und Nüssen
- Protein aus Milchprodukt und Ei
- Protein aus Fleisch und Fisch

Diese Proteinquellen sollten zu je 1/3 im Speiseplan vertreten sein. Empfohlene Menge: 0,8 g pro kg Körpergewicht bzw. 8–10 Prozent der Gesamtenergiezufuhr sollten über Proteinträger gedeckt werden. Wenn Sie sich in Anlehnung an die Wochenpläne zukünftig ernähren, werden Sie ausreichend mit Protein versorgt sein. Ein Proteinmangel führt zur Muskelschwäche, zu verminderter Belastbarkeit, in schlimmeren Fällen auch zu Herz- und Augenschäden (Erblindung).

### Kohlenhydrate

Unser Körper nutzt Kohlenhydrate bevorzugt als Energielieferant. Es gibt folgende Arten von Kohlenhydraten:

- Monosaccharide stehen dem Körper sofort als Energie zur Verfügung, z. B. Traubenzucker und Fruchtzucker.
- Disaccharide werden nicht minder langsam vom Körper aufgenommen, z. B. der Haushaltszucker, Honig oder Milchzucker.
- Polysaccharide liefern dem Körper über einen längeren Zeitraum kontinuierlich Energie, weil die Zuckermolekülketten länger sind und deshalb mehrmals gespalten werden müssen, bevor diese als Einzelmoleküle in die Zellen transportiert werden können. Erst dann wird deren Energie nutzbar.

**Der Vorteil der Polysaccharide** besteht darin, dass der Blutzuckerspiegel konstanter gehalten wird. Diese komplexen Kohlenhydrate halten länger satt und liefern erheblich mehr Vitalstoffe. In Vollkornprodukten, frischem Obst und Gemüse sind neben den Polysacchariden zusätzlich noch erheblich größere Mengen an Vitalstoffen (Vitamine und Mineralstoffe, Ballaststoffe und sekundäre Pflanzenstoffe) enthalten. Diese unterstützen das Stoffwechselgeschehen im Körper erheblich. Beispielsweise benötigt der Körper zur Nutzung der Kohlenhydrate als Energieträger Vitamine der B-Gruppe. In Haushaltszucker sind keinerlei B-Vitamine enthalten, jedoch in Vollkornbrot. Deshalb wird Vollkornbrot wesentlich besser vom Körper verarbeitet und genutzt als Haushaltszucker. Die erhöhte Zufuhr von Ballaststoffen fördert zusätzlich eine regelmäßige und gute Verdauung und trägt dadurch wesentlich zum Wohlbefinden bei. Vollkornprodukte, frisches Obst und Gemüse schützen den Organismus gleichzeitig vor Nährstoffmangel und liefern kontinuierlich Energie. Sie schützen sich so vor Leistungsabfall oder gar Zusammenbrüchen.

## Fett

liefert dem Körper doppelt so viel Energie wie Kohlenhydrate und Protein. Fettreiche Lebensmittel gelten als Kalorienbomben und Dickmacher. Ein Horror für Essgestörte. Doch deshalb dürfen Fette nicht grundsätzlich gemieden werden, denn es gibt unterschiedliche Fettqualitäten und diese liefern zum Teil sogenannte essenzielle Fettsäuren. Ähnliches findet sich ja auch bei den proteinhaltigen Lebensmitteln in Form von essenziellen Aminosäuren.

30 Prozent der Gesamtenergie sollte in Form von Fett aufgenommen werden.

Es lassen sich hier drei verschiedene Formen von Fetten unterscheiden:

> **TIPP**
>
> ### Kohlenhydrate machen nicht dick
>
> Essgestörte nehmen entweder sehr wenig oder extrem viel Kohlenhydrate auf. Gerade bei Essanfällen wird die Aufnahme von zuckerreichen Lebensmitteln bevorzugt. Unser Gehirn benötigt täglich mindestens 140 g Kohlenhydrate. Erst ab einer Kohlenhydratzufuhr von über 500 g pro Tag kann es zu einer Bildung von Fettdepots aus Kohlenhydraten kommen. Das bedeutet: Kohlenhydrate können zwar auch „fett" machen, aber erst bei unüblich hoher Zufuhr, die nur in Form von sehr zuckerreichen Lebensmitteln und Getränken möglich ist!
> Eine ausgewogene vollwertige Ernährung liefert die ausreichende Menge an Kohlenhydraten zur Energiebereitstellung und führt nicht zu Übergewicht, wie es viele Essgestörte glauben oder behaupten. Also keine Panik vor Brot, Nudeln, Kartoffeln, Obst und Gemüse!

**Gesättigte Fettsäuren** finden sich vorwiegend in tierischen Lebensmitteln und in harten Fetten. Diese Fettsäuren belasten den Organismus stärker, weil sie recht schwerfällig verstoffwechselt werden und viel eher im Körper „gelagert" werden, z. B. in den Blutgefäßen und als Fettdepot. Gerade die „versteckten" Fette in Wurst, Käse, Gebäck und Süßwaren bestehen überwiegend aus gesättigten Fettsäuren. Sie sollten maximal $1/3$ der Gesamtfettmenge ausmachen.

**Einfach ungesättigte Fettsäuren** finden sich vorwiegend in Oliven- und Rapsöl. Sie sollten nicht zu stark erhitzt werden. Besser gar nicht, sondern erst nach dem Brat- oder Kochvorgang in gut dosierter Menge zugegeben werden. So nutzen Sie optimal die Nährstoffe (u. a. das fettlösliche Vitamin E) dieser Fette und erhöhen den Geschmack. Ohne Fett werden Sie nicht lang anhaltend satt und gerade bei Unterernährung werden Sie Ihr Normalgewicht

## Einführung

niemals erreichen. Ohne diese Fette kommt es auf lange Sicht außerdem zu Stoffwechselstörungen:

Extremes Fettsparen macht krank und manches Mal auch dick! Viele Übergewichtige leiden an einem Mangel an ungesättigten Fettsäuren.

Mindestens ⅓ der Gesamtfettmenge sollten in Form von einfach ungesättigten Fettsäuren aufgenommen werden.

**Mehrfach ungesättigte Fettsäuren** finden sich überwiegend in Nüssen, Samen und deren Ölen sowie in Distel- und Weizenkeimöl. Diese Fette liefern neben wertvollen Vitaminen auch Mineralstoffe und hochwertiges Protein. Bis zu ⅓ der Gesamtfettmenge sollten in Form von mehrfach ungesättigten Fettsäuren aufgenommen werden.

### Vitamine

Vitamine gehören zu den lebensnotwendigen Substanzen, die zahlreiche Prozesse im Körper steuern bzw. unterstützen.

**Vitamin $B_1$** ist am Aufbau von Nervengewebe beteiligt, unterstützt Stoffwechselabläufe in der Leber, ist an der Herztätigkeit und dem Energiestoffwechsel beteiligt und sorgt für ein leistungsfähiges Wohlbefinden. Bei einer zuckerreichen Ernährung erhöht sich der Bedarf und es kann leicht zu Mangelzuständen kommen. Essgestörte weisen häufiger einen Vitamin-$B_1$-Mangel auf. Die Folgen können sein: Verdauungsstörungen, Müdigkeit, Appetitmangel, Gedächtnisstörungen, Nervenentzündungen, Muskelschmerzen und Muskelkrämpfe, Kribbeln in den Fingern und auch Depressionen. Vitamin $B_1$ steckt in *Vollkornprodukten, Kartoffeln, Hülsenfrüchten, Fleisch, Fisch, grünem Blattgemüse, Nüssen und Hefe*.

**Vitamin $B_6$** schützt unsere Nerven und ist wesentlicher Bestandteil in proteinspaltenden Enzymen. Hinzu kommen folgende Aufgaben: Bildung von Gallensäuren (Fettverdauung), Hämoglobin (Blutfarbstoff) und einigen Hormonen und die Stärkung des Immunsystems (unterstützt die Zellneubildung). Die Antibabypille erhöht den Bedarf an Vitamin $B_6$. Die Folgen eines Mangels können sein: schlechte Haut, wunde Mundwinkel, Darmbeschwerden, Müdigkeit, Niedergeschlagenheit, erhöhte Infektanfälligkeit, Depressionen. Störungen der Leberfunktion und des Nervensystems, Eisenmangel und prämenstruelles Syndrom. Vitamin $B_6$ steckt in *Vollkornprodukten, Fleisch, Seefisch, Kartoffeln, Bananen, Soja, Avocado, Brokkoli, Kohl und grünen Bohnen*.

**Vitamin $B_{12}$** ist am Aufbau der Schleimhäute, der Reifung der roten Blutkörperchen und am Proteinstoffwechsel beteiligt. Mangelerscheinungen sind: Blutarmut, Schleimhautschäden, Nervenstörungen. Mangelerscheinungen treten im Wesentlichen bei vegan lebenden Menschen auf. Vitamin $B_{12}$ steckt in allen Lebensmitteln tierischen Ursprungs, vor allem in *Fleisch, Fisch, Eiern und Milchprodukten*. Den Vitamin-$B_{12}$-Bedarf können strenge Vegetarier (Veganer) nicht über die Aufnahme von milchsauervergorenes Gemüse, beispielsweise Sauerkraut, abdecken. Nach spätestens fünf Jahren sind in der Regel auch die $B_{12}$-Speicher im Körper leer und es kommt zu Mangelerscheinungen.

**Folsäure** ist für die Zellbildung und Zellteilung enorm wichtig. Aber auch zusammen mit Vitamin $B_{12}$ erfüllt sie wichtige Aufgaben im Eisenstoffwechsel und ist damit auch an der Blutbildung beteiligt. Ein Mangel an Folsäure ist allgemein häufiger anzutreffen; bei Essgestörten umso häufiger, je mehr verarbeitete Lebensmittel gegessen werden, z. B. bei Essanfällen. Mangelerscheinungen sind: Blutarmut, Schleimhautveränderungen, Verdauungsstörungen und Müdigkeit. Folsäure steckt in *Vollkorngetreideprodukten, grünem Gemüse, Hülsenfrüchten, Käse und Eiern*. Da Folsäure extrem hitzeempfindlich ist, sollten Sie häufiger rohes Gemüse essen.

## Mineralstoffe und Spurenelemente

Mineralstoffe und Spurenelemente sind für Aufbau, Wachstum und Unterhalt der Körperfunktionen unentbehrlich.

*Kalium* ist notwendig für Stoffwechselvorgänge in Muskeln und Nerven. Kaliummangel äußert sich durch: Müdigkeit, Übelkeit, Muskelschwäche und Muskelkrämpfe. In extremen Fällen, z. B. auch bei einer ausgeprägten Bulimie mit mehrmaligem Erbrechen am Tag, kann es zum Herzstillstand kommen. Ein Abführmittelmissbrauch hat ebenfalls einen Kaliummangel zur Folge. Kalium steckt generell in *Obst und Gemüse und daraus hergestellten Säften,* insbesondere in *Reis, Kartoffeln, Bananen und Aprikosen.*

*Kalzium* ist unentbehrlich für die Organe und das Gewebe. Es ist am Aufbau der Knochen und Zähne beteiligt, steuert Nerven- und Muskelfunktionen, unterstützt die Hormonproduktion und begünstigt die Wundheilung. Vor allem essgestörte Mädchen nehmen zu wenig Kalzium auf und gefährden dadurch ihre Gesundheit. Chronische Veränderungen an Haut, Haaren, Nägeln und Zähnen sowie der Abbau des Knochengewebes sind die Folge. Die Gefahr, an einer Osteoporose schon in jungen Jahren zu erkranken, ist stark erhöht. Kalzium steckt in *Milchprodukten, Getreide, Nüssen und Samen, Brokkoli und kalziumreichen Mineralwässern.* Gemieden werden sollten im Übrigen sogenannte Kalziumräuber: enthalten in Form von Phosphaten in Limonaden, Colagetränken, Schmelzkäse- und Wurstzubereitungen, in oxalsäurereichen Lebensmitteln wie Spinat, Mangold und Rhabarber. Alkohol, Kaffee und schwarzer Tee beschleunigen die Kalziumausscheidung. Sie sollten sie deshalb nur in Maßen genießen.

*Magnesium* aktiviert Enzyme, reguliert die Körpertemperatur, unterstützt die Herztätigkeit und ist beteiligt an der Blutgerinnung, Kohlenhydratspeicherung in der Leber und bei Stoffwechselvorgängen. Eine Unterversorgung mit Magnesium äußert sich oft durch nächtliche Wadenkrämpfe, gesteigerte Empfindlichkeit, Schlaflosigkeit und Konzentrationsschwäche. Stress und Sport erhöhen den Magnesiumbedarf erheblich. Gute Magnesiumlieferanten sind *Bananen, Orangen, Feigen, Heidelbeeren, Gemüse, Fisch und Fleisch, Nüsse, Samen, Hülsenfrüchte und Vollkorngetreide.*

## Von Betroffenen …

### Sabine, 17 Jahre, anorektische Leistungsturnerin

» Ich litt fast jede Nacht unter furchtbaren Muskelkrämpfen, die auch durch intensive Massagen nicht weggingen. Erst als ich anfing, regelmäßig Nüsse und Sonnenblumenkerne zu essen, ging das Problem weg. Dabei habe ich auch besser zugenommen und durfte wieder trainieren, aber nur wenig. «

### Regine, 16 Jahre, bulimisch

» Früher war ich eine ganz gute Schülerin. Seitdem ich ständig erbreche, kann ich mich im Unterricht kaum noch konzentrieren. Ganz schlimm wird es immer bei Klausuren oder bei Prüfungsvorbereitungen zu Hause. Da geht häufig gar nichts mit Lernen. «

*Eisen* ist für den Sauerstofftransport und Kohlendioxidabtransport sowie für den Zellstoffwechsel von Bedeutung. Eisenmangel äußert sich durch starke Müdigkeit, Appetitlosigkeit und schnelles Ermatten. Vor allem anorektische Frauen geraten sehr leicht in einen chronischen Eisenmangel. Eisenmedikamente werden dabei meist nicht gut vertragen und die Eisenaufnahme über die Nahrung bleibt die einzige Möglichkeit, diesen chronischen Zustand zu durchbrechen. Eisen ist reichlich enthalten in *dunklem Fleisch, Vollkornprodukten, Soja, Sesam, Datteln, Himbeeren und schwarzen Johannisbeeren.* Bei gleichzeitiger Aufnahme von Vitamin-C-reichen Lebensmitteln wird die Eisenaufnahme erleichtert.

Einführung

## *Von Betroffenen …*

### Regine, 16 Jahre, bulimisch, nach drei Monaten Ernährungstherapie

» Seitdem ich mehr Vollkornbrot esse und die Cola weglasse, geht es mir schon viel besser. Meine Ärztin hat festgestellt, dass sich mein Eisenwert auch schon etwas verbessert hat. Es hat sich also gelohnt, auch hin und wieder Fleisch zu essen und alles drinzubehalten. Es kostet mich zwar noch viel Überwindung, aber ich mache weiter. Ich will raus aus diesem furchtbaren Kreislauf von Fressen und Erbrechen. «

**Jod** wird für die Hormonproduktion in der Schilddrüse benötigt. Die Schilddrüse und deren Hormone sind an der Regulierung der Verbrennungsprozesse beteiligt. Ein Mangel an Jod kann zum Kropf führen, einer krankhaften Vergrößerung der Schilddrüse. Eine Störung der Schilddrüsenfunktion hat eine Herabsetzung des Stoffwechsels, Konzentrationsschwäche, Müdigkeit und Antriebsarmut zur Folge. Jodreiche Lebensmittel sind heute vor allem noch Seefisch, Garnelen und einige Gemüsesorten. Beim Gemüse ist der Jodgehalt jedoch sehr stark vom Jodgehalt der Böden abhängig. Empfohlen wird deshalb, neben *zwei Seefischportionen pro Woche auch jodiertes Speisesalz* zu verzehren. Nur Jodsalz allein reicht nicht aus.

## *Von Betroffenen …*

### Gudrun, 34 Jahre, esssüchtig

» Ich habe mich gewundert, als mein Arzt mir mitteilte, dass meine Beschwerden auf eine Mangelernährung zurückzuführen waren. Ich, die doch ständig am Futtern war! Die empfohlene Ernährungstherapie hat mir sehr geholfen zu verstehen, was es damit auf sich hatte. Übergewicht bedeutet noch lange nicht, ausreichend ernährt zu sein oder womöglich zu viel des Guten zu haben! «

### Gezielt und sorglos einkaufen

Je nachdem, an welcher Essstörung Sie erkrankt waren/sind; der Einkauf von Lebensmitteln war sicherlich häufig purer Stress für Sie. So macht es wieder Spaß:

- Planen Sie möglichst zwei Einkaufstage pro Woche ein.
- Schreiben Sie sich Einkaufszettel. Nur das, was draufsteht, wird auch eingekauft.
- Gehen Sie gezielt Ihren Wochenspeiseplan durch und strukturieren Sie danach Ihren Einkauf. Frische Ware hält nur drei Tage. Also nicht alle frischen Lebensmittel auf einmal einkaufen.
- Vorräte können Essgestörte sehr stressen. Sind Sie noch nicht so weit? Versuchen Sie wenigstens für drei Tage Ihre Lebensmittel im Hause zu haben. Dann ist schon viel erreicht.
- Vorratshaltung wäre gut für: Nudeln, Reis und anderes Getreide, Müsli, Haferflocken, Hülsenfrüchte, Essig, Öl, Tee, Mineralwasser, Apfelsaft, Gewürze, Tiefkühlgemüse und Tiefkühlobst.
- Gut tut es auch, wenn Sie beim Einkaufen Kontakt zu Ihren Mitmenschen aufnehmen. Auf dem Wochenmarkt mit den Gemüsebauern sprechen, sich Tipps zu besonderen Gemüse- oder Obstsorten geben lassen, oder einfach nur übers Wetter reden. Es tut einfach gut, aktiv einzukaufen, zu reden und zu lachen. Probieren Sie es aus!
- Misstrauen gegenüber den Händlern ist in der Regel unbegründet. Trotz der zahlreichen Lebensmittelskandale kann man sagen, dass es in Deutschland insgesamt gute Ware gibt.

**Übrigens …** auch gesunde Menschen sollten ihren Speiseplan und ihren Einkauf strukturieren. Gerade in der heutigen eiligen Zeit wird es immer notwendiger, vorauszuplanen. Und: Auch gesunde Menschen sollten sich vollwertig und gesund ernähren. Eben, um weiterhin gesund und leistungsfähig bis ins hohe Alter zu bleiben. Sie sind somit also nicht besonders gestört, wenn Sie sich bewusst um Ihre Ernährung kümmern. Darüber nachzudenken und bewusst zu handeln heißt noch lange nicht, essgestört zu sein. Lassen Sie sich also von Außenstehenden nichts einreden.

## Wie gesund sind unsere Lebensmittel?
Gibt es berechtigte Zweifel an der Reinheit unserer Nahrung? Kann ich durch Weglassen von bestimmten Nahrungsmitteln meine Gesundheit fördern? Die Angst, sich durch Verunreinigungen und Schadstoffe, gleich welcher Art, zu vergiften, kann auch bei Essgestörten – und nicht nur bei diesen – ein Problem darstellen. Verunsichert durch Medienberichte, durch Lebensmittelskandale und durch die intensive Beschäftigung mit dem Essen, können Zweifel und Rückschlüsse gezogen werden, die nicht unbedingt richtig und gesund sind.

### Hauptsache abwechslungsreich und ausgewogen
Tatsache ist, dass ein falsches Essverhalten das größte gesundheitliche Risiko darstellt. Das bedeutet, dass es weitestgehend unwichtig ist, ob ein Nahrungsmittel bzw. eine Lebensmittelgruppe, z. B. Gemüse, mit Schadstoffen mäßig belastet ist. Wenn Sie diese Lebensmittel streng meiden, erhöht sich Ihr gesundheitliches Risiko. Es ist deshalb ratsam, sich möglichst abwechslungsreich und ausgewogen zu ernähren.

Als weiteres gesundheitliches Risiko wird die Belastung mit Schimmelpilzen genannt. Diese ist von Ihnen selbst beeinflussbar. Also verzehren Sie keine verdorbenen Lebensmittel und werfen Sie lieber einmal zu viel Verschimmeltes weg.

**Beispiel:** Wenn Sie aus Angst vor Schadstoffen, z. B. Pflanzenschutzmittel, alle Obst- und Gemüsesorten meiden, werden Sie in kürzester Zeit einen Mangel an Vitalstoffen erleiden. Unabhängig davon, ob Sie zusätzlich Nahrungsergänzungsmittel in Tablettenform einnehmen. Außerdem greifen Sie mit dieser Maßnahme erheblich in ein normales Essverhalten ein. Es gibt zwar immer mal wieder Menschen, die nicht alles essen mögen, auch aus geschmacklichen Gründen. Kaum einer wird jedoch eine so krasse Vermeidungsstrategie entwickeln. Es sei denn, Sie sind orthorektisch oder anders essgestört.

Dann wären da noch *Umweltgifte*, z. B. Blei, Cadmium, Pflanzenbehandlungsmittel, Düngemittel und Medikamentenrückstände in tierischen Produkten. Das alles sind keine natürlichen Stoffe, die Sie bedenkenlos aufnehmen sollten. Doch wirklich schützen können Sie sich nur, wenn Sie selbst sich umweltfreundlich verhalten und Nahrungsmittel möglichst aus Anbaumethoden und Tierzucht bevorzugen, bei denen diese Stoffe weitgehend reduziert werden. Das Stichwort ist hier: ökologische Landwirtschaft. Diese Produkte haben natürlich höhere Preise, sind aber umweltfreundlich hergestellt und schadstoffärmer.

## Essregeln

Essregeln, das hört sich zwar reglementierend an, soll Ihnen aber als Hilfestellung im täglichen Essverhalten dienen. Die Gefahr, in alte Gewohnheiten der Essstörung zu fallen, ist sehr groß und Sie haben nur eine Chance, wieder genussvoll und entspannt Spaß am Essen zu haben und Ihre Gesundheit zu erhalten: Immer wieder regelmäßig vollwertig essen und trinken!

1. Essen Sie regelmäßig über den Tag verteilt Ihre Mahlzeiten.
2. Es sollten drei Hauptmahlzeiten und zwei Zwischenmahlzeiten sein (Seite 55).
3. Die Mahlzeiten sollten möglichst gleichmäßig über den Tag verteilt sein. 2½ bis 3½ Stunden Abstand zwischen den Mahlzeiten sind anzustreben. Wer noch Schwierigkeiten mit dem Hunger- und Sättigungsgefühl hat, sollte diese Mahlzeitenregelung unbedingt über ein Jahr konsequent einhalten. Nur so können natürliche Impulse wieder geweckt werden.
4. Beginnen Sie spätestens zwei Stunden nach dem Aufstehen mit dem Frühstück.
5. Zögern Sie die Dauer der Mahlzeiten nicht unnötig hinaus, 20 Minuten fürs Frühstück sollten in der Regel reichen.
6. Es gibt keine halben Sachen mehr: ½ Milchschnitte oder 1 Esslöffel Pudding, ein bisschen hiervon und ein bisschen davon, womöglich am Kühlschrank stehen und mit dem Teelöffel naschen. Das sind keine echten Mahlzeiten und fördern leider nur Ihr gestörtes Essverhalten. Entscheiden Sie sich für eine Mahlzeit deutlich. Nehmen Sie immer ganze Portionen, also eine Milchschnitte oder ein Dessertschälchen voll Pudding.
7. Auch beim Brot oder Brötchen entscheiden Sie sich zukünftig für maximal drei unterschiedliche Beläge. Morgen ist auch noch ein Tag, da können Sie sich dann für einen anderen Belag entscheiden.
8. Trinken Sie zu den Mahlzeiten jeweils nur maximal 0,2 ml (= 1 Glas) Tee, Wasser oder Ähnliches. Viel mehr kann zu Völlegefühlen und verzögerter Verdauung führen. Kohlensäurefreie Getränke sind bekömmlicher und deshalb zu bevorzugen.
9. Essen Sie möglichst immer im Sitzen. So lernt Ihr Körper, schneller wieder auf die Hunger- und Sättigungssignale zu reagieren.
10. Gestalten Sie Ihren Essplatz freundlich und einladend. Serviette, Tischdecke, schönes Geschirr, eine Blume oder Kerze – all das trägt zu einer entspannten und genussvollen Esssituation bei. Hin und wieder Gäste einzuladen fördert einen lockeren Umgang mit dem Essen.

## Von Betroffenen …

### Katrin, 17 Jahre, bulimisch

» Bis zum Nachmittag klappt alles sehr gut. Ich versuche aber immer noch, möglichst wenig zu den Mahlzeiten zu essen. In der Schule nur Obst. Am Nachmittag, wenn ich allein zu Hause bin, überkommt mich dann der Heißhunger und ich esse große Mengen Süßigkeiten, Brot, Kekse und Kuchen. Danach muss ich mich unbedingt zum Erbrechen bringen, sonst kann ich das alles nicht mehr aushalten. «

### Angela, 16 Jahre, anorektisch

» Ich zupfte stundenlang an meinem Brötchen herum und esse alles Mögliche dazu, eine Messerspitze Nutella, ein Teelöffel Erdbeermarmelade, etwas Frischkäse, ½ Scheibe Salami, aber ganz dünn geschnitten und so weiter. Ich brauche dann für ein ganzes Brötchen fast eine Stunde. Das schaffe ich dann morgens vor der Schule überhaupt nicht. Da lasse ich es lieber ausfallen. «

## Notfallmaßnahmen bei Rückfällen

Hier möchten wir im Besonderen auf unbedingt erforderliche Maßnahmen nach dem Erbrechen und/oder Missbrauch von Abführmitteln hinweisen. Was Sie jetzt unbedingt benötigen, sind Elektrolyte. Erbrechen und Abführmittelmissbrauch haben unter anderem einen erheblichen Kaliummangel zur Folge. Dieser kann dann zu Herzrhythmusstörungen und zur Darmträgheit führen.

## Schnelle Gegenmaßnahmen

(wenn es doch noch einmal passiert ist):

- Trinken Sie Apfelsaftschorle, gemixt aus $1/3$ Apfelsaft (100 Prozent Saftanteil) und $2/3$ Mineralwasser (mindestens 100 mg/l Magnesium, mindestens 300 mg/l Kalzium und mindestens 1500 mg/l Hydrogencarbonat). Das Mineralwasser sollte also einen sehr hohen Mineralstoffanteil enthalten. Nur so werden die Defizite in Maßen gehalten. Eine Prise Kochsalz kann übrigens auch nicht schaden.
- Vermeiden Sie große Mengen Leitungswasser. Das wird vom Körper kaum aufgenommen, weil Mineralien fehlen. Es schwemmt den Körper nur noch mehr aus.
- Gemüsesäfte sind ebenfalls kaliumreich und führen zu einem schnellen Elektrolytausgleich. Diese Säfte sind in der Regel sehr magenverträglich und puffern die Magensäure ab.
- Magen- und Darmkrämpfe sind häufig die Folgen von Erbrechen und Abführmittelmissbrauch. Anis-Fenchel-Kümmel-Tee kann die Beschwerden lindern. Eine Wärmflasche auf dem Bauch entkrampft den Darm.
- Eine würzige Gemüsesuppe hilft auch sehr schnell übern Berg. Ein bis zwei Hände voll gemischtes Tiefkühlgemüse, Wasser und Gemüsebrühe. Alles etwa 10 bis 15 Minuten lang köcheln, eventuell pürieren und fertig ist Ihre Krankenkost!
- Bei Essanfällen ohne anschließendem Erbrechen kann es zu unerträglichem Völlegefühl und Blähungen sowie Fettstühlen (Durchfälle mit hohem Fettanteil) kommen. Hier helfen Wärmflasche, Kräutertees und kohlensäurefreie Mineralwässer.

# Bewährte Rezepte und praktische Wochenpläne

### Die Wochenpläne:

- Die Wochenpläne sind so gestaltet, dass Sie sich ausgehend von Ihrem Normalgewicht (Seite 55) den entsprechenden Wochenplan herausgreifen. Beispiel: Sie sind 1,65 m groß und wiegen 48 kg. Dann sind Sie untergewichtig! Ihr Normalgewicht bewegt sich zwischen 50,4 kg und 68 kg. Sie sollten also zunächst mit dem Wochenplan für 50 bis 60 kg beginnen und wöchentlich mindestens 500 g zunehmen. Geschieht das nicht, wechseln Sie zum nächsten Plan oder reichern Ihre Rezepte an.
- Wenn Sie normalgewichtig sind, aber z. B. unter Bulimie oder Esssucht leiden, dann wählen Sie den Wochenplan für Ihr derzeitiges Gewicht aus. Also, wenn Sie 1,75 m groß sind und 68 kg wiegen, dann können Sie ganz beruhigt nach dem Wochenplan für 60 bis 70 kg essen. Sie werden Ihr Gewicht über lange Sicht damit halten. Zu Beginn kann es zwar zu leichten Gewichtsschwankungen kommen. Das reguliert Ihr Körper aber mit der Zeit.
- Wenn Sie übergewichtig sind und unter Esssucht leiden, dann sollten Sie zunächst mit dem Wochenplan über 70 kg beginnen. Stellt sich mit der Zeit ein normales Essverhalten ein, können Sie langsam auf den Wochenplan für 60 bis 70 kg und später vielleicht sogar auf den Wochenplan für 50 bis 60 kg gehen, um Ihr Gewicht langsam auf ein Normalgewicht zu reduzieren. Auch hier gilt: 500 g Gewichtsabnahme pro Woche reichen vollkommen aus.
- Zu Beginn wird Ihnen der Wochenplan sehr aufwändig vorkommen. Das wird sich aber mit zunehmender Routine und Sicherheit in der Lebensmittelmenge, der Lebensmittelauswahl und der Zubereitung geben.
- Prinzipiell können einzelne Tage natürlich getauscht werden. Jedoch sollten die Rezepte innerhalb einer Woche zubereitet werden. Nur so kommen Sie zu einem Auffüllen Ihres Nährstoffkontos und werden dadurch weniger Essanfälle oder Heißhungerattacken bekommen.
- Das Mittagessen können Sie mit dem Abendessen tauschen.
- Bei Essstörungen sollte immer auch Fisch und Fleisch gegessen werden. Vegetarismus bietet sich erst dann (überhaupt) wieder an, wenn Sie ganz normal über einen längeren Zeitraum gegessen haben und ein Normalgewicht auf die Waage bringen.
- In den Wochenplänen sind nicht alle Rezepte enthalten, die Sie im Rezeptteil finden. Es lassen sich einige Rezepte aber einfach durch andere austauschen (Seite 62). So können Sie auch ohne Probleme weitere Wochen abwechslungsreich gestalten.
- Lassen Sie möglichst nichts weg. Denn dann reicht die Energie nicht, um das entsprechende Gewicht zu erreichen oder zu halten.
- Halten Sie sich mit Kaffee- und Colagetränken zurück. Es sind extreme Nährstoffräuber und sollten deshalb nur in Maßen (max. ½ l pro Tag = 4 Tassen Kaffee) aufgenommen werden.
- In vielen Fällen ist es bei Untergewicht zusätzlich notwendig, die Rezepte anzureichern, damit es zu einer kontinuierlichen Gewichtszunahme von mindestens 500 g pro Woche kommt. Reichern Sie dann die Rezepte mit je 1 bis 2 Esslöffeln Öl, mit Butter, mit Sahne, mit Schmand oder mit Nüssen oder Nussmusen an. Je nach Geschmack. Für Übergewichtige mag es zwar erstaunlich sein, aber eine Gewichtszunahme von 500 g pro Woche ist fast noch schwerer zu erreichen, als eine Gewichtsabnahme von 500 g pro Woche.

## Wochenplan für normales Gewicht zwischen 50 und 60 kg
### (Körpergröße etwa 1,50–1,75 m, vgl. BMI-Tabelle)

| Mahlzeit | Montag | Dienstag | Mittwoch | Donnerstag | Freitag | Samstag | Sonntag |
|---|---|---|---|---|---|---|---|
| Frühstück | 50 g Müsli, 150 g Joghurt, pur und 1 Stück Obst nach Wahl | Matjesbrot (S. 66) | Mohngrütze (S. 62) | Karotten-Frischkäse-Brot (S. 66) | Grapefruit-körbchen (S. 64) | 1 Vollkornbrötchen mit 10 g Butter, Wurst/Käse und 2 TL Konfitüre 1 Stück Obst nach Wahl | Hüttenkäse-brötchen (S. 62) |
| Zwischenmahlzeit | 1 Stück Obst nach Wahl | 1 Milchbrötchen | Chicorée mit Ingwer (S. 84) | 1 Stück Obst nach Wahl | 1 Laugenstange | 1 Croissant | 1 Stück Obst nach Wahl |
| Mittagessen | Nudelpfanne (S. 129) | Rote Linsen-Suppe (S. 105) 1 Baguettebrötchen | Buchweizenpfannkuchen (S. 126) 25 g Schokolade | Kürbissuppe (S. 102) 1 Baguettebrötchen | Bunter Fischtopf (S. 110) | Hirsesuppe (S. 104) Zitronenkartoffel (S. 93) | Bunter Fleischspieß (S. 114) |
| Zwischenmahlzeit | 1 Stück Obst nach Wahl 25 g Schokolade | Grapefruitkörbchen (S. 64) | Tofucreme (S. 140) | Bananen-Joghurt-Creme (S. 139) | Schoko-Nuss-Creme (S. 138) | Orangencreme (S. 140) | 1 Stück Kuchen nach Wahl |
| Abendessen | Rote-Bete-Suppe (S. 100) 1 Sch. Vollkornbrot mit 5 g Streichfett und 30 g Bergkäse | Paprikasalat (S. 80) 1 Sch. Vollkornbrot mit 5 g Streichfett und 30 g Bergkäse | Feldsalat mit Rinderfilet (S. 70) 1 Sch. Vollkornbrot mit 5 g Streichfett und 30 g Käse oder Schinken | Blattsalat mit Nussdressing (S. 73) 1 Sch. Vollkornbrot mit 5 g Streichfett und 30 g Bergkäse | Avocadocarpaccio mit Zitrusfilets (S. 78) 1 Vollkornbrötchen | Zucchinipuffer (S. 94) | Feldsalat mit Butterbrötchen (S. 72) |

## Wochenplan für normales Gewicht zwischen 60 und 70 kg
(Körpergröße ca. 1,55–1,85 m, vgl. BMI-Tabelle)

| Mahlzeit | Montag | Dienstag | Mittwoch | Donnerstag | Freitag | Samstag | Sonntag |
|---|---|---|---|---|---|---|---|
| Frühstück | 50 g Müsli, 150 g Joghurt, pur und 1 Stück Obst nach Wahl | Matjesbrot (S. 66) | Mohngrütze (S. 62) | Karotten-Frischkäse-Brot (S. 66) | Grapefruit-körbchen (S. 64) | 1 Vollkorn-brötchen mit 10 g Butter, Wurst/Käse und 2 TL Konfitüre 1 Stück Obst nach Wahl | Hüttenkäse-brötchen (S. 62) |
| Zwischen-mahlzeit | 1 Stück Obst nach Wahl | 1 Milch-brötchen | Möhrensalat mit Honig (S. 74) 1 Vollkorn-brötchen | 2 Stück Obst nach Wahl | 1 Laugen-stange | Sellerie-rohkost (S. 76) | 2 Stück Obst nach Wahl |
| Mittagessen | Nudelpfanne (S. 129) Orangen-creme (S. 141) | Rote Linsen-Suppe (S. 105) 1 Baguette-brötchen | Buchweizen-pfannkuchen (S. 126) 25 g Schokolade | Kürbisstrei-fen in Knob-lauchjoghurt (S. 122) | Rotbarsch mit Wirsing (S. 112) | Hirsesuppe (S. 104) Zitronen-kartoffel (S. 93) | Zucchini-Kohlrabi-Gemüse mit Filet (S. 113) |
| Zwischen-mahlzeit | 1 Rosinen-brötchen Chicoree mit Ingwer (S. 84) | Grapefruit-körbchen (S. 64) | Himbeer-shake (S. 96) 1 Milch-brötchen | Bananen-Joghurt-Creme (S. 139) | Schoko-Nuss-Creme (S. 138) | Erdbeeren mit Dip (S. 139) | 1 Stück Kuchen nach Wahl mit 2 EL Schlagsahne |
| Abendessen | Rote-Bete-Suppe (S. 100) 1 Sch. Voll-kornbrot mit 5 g Streichfett und 30 g Bergkäse | Feldsalat mit Rinderfilet (S. 70) 2 Sch. Voll-kornbrot mit 10 g Streich-fett und 30 g Käse und 30 g Schinken | Paprikasalat (S. 80) 1 Sch. Voll-kornbrot mit 5 g Streichfett und 30 g Bergkäse | Blattsalat mit Nussdressing (S. 73) 2 Sch. Voll-kornbrot mit 10 g Streich-fett und 30 g Bergkäse und 30 g Schinken | Avocado-carpaccio mit Zitrusfilets (S. 78) 1 Vollkorn-brötchen und 1 Sch. Voll-kornbrot mit 30 g Frisch-käse | Zucchini-puffer (S. 94) 25 g Schokolade | Feldsalat mit Butter-brötchen (S. 72) |

Bewährte Rezepte und praktische Wochenpläne

## Wochenplan für normales Gewicht über 70 kg
(Körpergröße ca. 1,70 und größer oder bei Übergewicht ab 85 kg, vgl. BMI-Tabelle)

| Mahlzeit | Montag | Dienstag | Mittwoch | Donnerstag | Freitag | Samstag | Sonntag |
|---|---|---|---|---|---|---|---|
| Frühstück | 50 g Müsli, 150 g Joghurt, pur und 1 Stück Obst nach Wahl | Matjesbrot (S. 66) | Mohngrütze (S. 62) | Karotten-Frischkäse-Brot (S. 66) | Grapefruit-körbchen (S. 64) | 1 Vollkornbrötchen mit 10 g Butter, Wurst/Käse und 2 TL Konfitüre 1 Stück Obst nach Wahl | Hüttenkäse-brötchen (S. 62) |
| Zwischen-mahlzeit | 1 Stück Obst nach Wahl | 1 Milch-brötchen und 1 Stück Obst nach Wahl | Möhrensalat mit Honig (S. 74) und 1 Vollkornbrötchen | 2 Stück Obst nach Wahl | 1 Laugenstange 1 Stück Obst nach Wahl | Sellerie-rohkost (S. 76) | 2 Stück Obst nach Wahl |
| Mittagessen | Nudelpfanne (S. 129) 25 g Schokolade | Rote Linsen-Suppe (S. 105) 1 Baguette-brötchen | Brokkoli-suppe (S. 100) Buchweizen-Pfannkuchen (S. 126) | Kürbisstreifen in Knoblauchjoghurt (S. 122) 25 g Schokolade | Fisch in Kräutersauce (S. 108) | Hirsesuppe (S. 104) Zitronen-kartoffel (S. 93) 25 g Schokolade | Schweinesteak überbacken Tofucreme (S. 141) |
| Zwischen-mahlzeit | 1 Rosinen-brötchen Chicorée mit Ingwer (S. 84) | Himbeer-shake (S. 96) | Tofucreme (S. 140) | Bananen-Joghurt-Creme (S. 139) | Schoko-Nuss-Creme (S. 138) | Erdbeeren mit Dip (S. 139) | 1 Stück Kuchen nach Wahl mit 2 EL Schlagsahne |
| Abendessen | Rote-Bete-Suppe (S. 100) 2 Sch. Vollkornbrot mit 10 g Streichfett und 30 g Bergkäse und 30 g Schinken | Paprikasalat (S. 80) 2 Sch. Vollkornbrot mit 10 g Streichfett und 30 g Bergkäse und 30 g Schinken | Feldsalat mit Rinderfilet (S. 70) 2 Sch. Vollkornbrot mit 10 g Streichfett und 30 g Käse und 30 g Schinken | Blattsalat mit Nussdressing (S. 73) 2 Sch. Vollkornbrot mit 10 g Streichfett und 30 g Bergkäse und 30 g Schinken | Avocado-carpaccio mit Zitrusfilets (S. 78) 1 Vollkornbrötchen und 1 Sch. Vollkornbrot mit 30 g Frischkäse | Zucchini-puffer (S. 94) 1 Stück Obst nach Wahl | Feldsalat (S. 72) mit Butter-brötchen |

## Austauschtabelle

| | | | | | | |
|---|---|---|---|---|---|---|
| 10 Mandeln oder Haselnüsse | Fenchelfrischkost (S. 88) | Karottensalat mit Honig (S. 74) | Kürbisstreifen (S. 122) | Rote-Linsen-Suppe (S. 105) | Gefüllte Buchweizenpfannkuchen (S. 126) | Fisch in Kräutersauce (S. 108) |
| 1 Hanuta | Sellerie auf Erdbeeren (S. 80) | Chicorée mit Ingwer (S. 84) | Zucchinipuffer (S. 94) | Brokkolisuppe (S. 100) | Asiatische Gemüsepfanne (S. 118) | Rotbarsch mit Wirsing (S. 112) |
| 1 Duplo | Blattsalat mit Nussdressing (S. 73) | Tomaten-Champignon-Salat (S. 82) | Rote-Bete-Gemüse (S. 124) | Rote-Bete-Suppe (S. 100) | Spirelli mit Roter Bete (S. 132) | |
| 1 Mohrenkopf | Kürbissalat (S. 76) | Paprikasalat (S. 80) | Chinakohlgemüse (S. 92) | Karottensüppchen (S. 104) | Hafer mit Gemüsestreifen (S. 90) | Bunter Fleischspieß (S. 114) |
| 20 Gummibärchen | Steckrüben-Karotten-Salat (S. 87) | Knabberhappen | Gemüse-Ingwer-Pfanne (S. 116) | | Spargelspaghetti (S. 132) | Karottenpfannkuchen (S. 128) |
| 20 Schokolinsen | Sommersalat (S. 86) | Pastinakensalat (S. 82) | Nudelpfanne (S. 129) | | | |
| 40 g Weingummi | Sellerierohkost (S. 76) | Chinakohlsalat (S. 74) | | | | Schweinesteak überbacken (S. 130) |
| 35 g Lakritze | | | | | | Zucchini-Kohlrabi-Gemüse mit Filet (S. 113) |
| 25 g Schokolade | | | | | | |
| 30 g Trockenobst | | | | | | |

**Anleitung für die Austauschtabelle**
Mithilfe der Austauschtabelle können Sie die Wochenpläne auf weitere Wochen beliebig lange ausdehnen und haben dabei noch mehr Abwechslung in Ihrem Speiseplan. Außerdem können Sie das eine oder andere Gericht, das Sie nicht so lecker fanden, durch ein anderes Ihrer Wahl austauschen.

**Beispiel Brokkolisuppe:** Sie mögen keinen Brokkoli und möchten die Suppe gerne tauschen. Dann suchen Sie die Spalte, in der die Suppe aufgeführt ist, und wählen aus dieser Spalte ein anderes Gericht, z. B. das Möhrensüppchen aus. Wichtig ist dabei, dass das ausgetauschte Gericht die gleiche Farbe hat wie das ursprüngliche. Nur so erhalten Sie über die Woche gesehen alle notwendigen Nährstoffe.

## Anmerkungen zu den Rezepten

- Die angegebenen Mengen sind pro Person vorgesehen, wenn es nicht anders vermerkt wurde.
- Die Gemüsemengen können nach Bedarf und Bekömmlichkeit langsam erhöht werden.
- Die angegebenen Lebensmittelmengen sollten nicht unterschritten werden.
- Alle Rezepte sind innerhalb von 20 bis 40 Minuten zuzubereiten. Zu Beginn kann es sicherlich etwas länger dauern, weil die Routine fehlt.
- Alle Rezepte sind familien- und gästetauglich.
- Die runden Diagramme zeigen die Relation zwischen den Hauptnährstoffen: Kohlenhydrate, Protein und Fett. Deshalb sollten Sie keine Bedenken haben, wenn das eine oder andere Rezept etwas fettreicher ausfällt als die so genannte empfohlene tägliche Zufuhr. Innerhalb eines Tages im Wochenplan gleichen sich die Relationen wieder aus.
- Auf Zahlenangaben, im Besonderen auf Kalorienangaben haben wir bewusst verzichtet, weil Sie vom Kalorienzählen und anderen Rechenaufgaben weg kommen sollen.

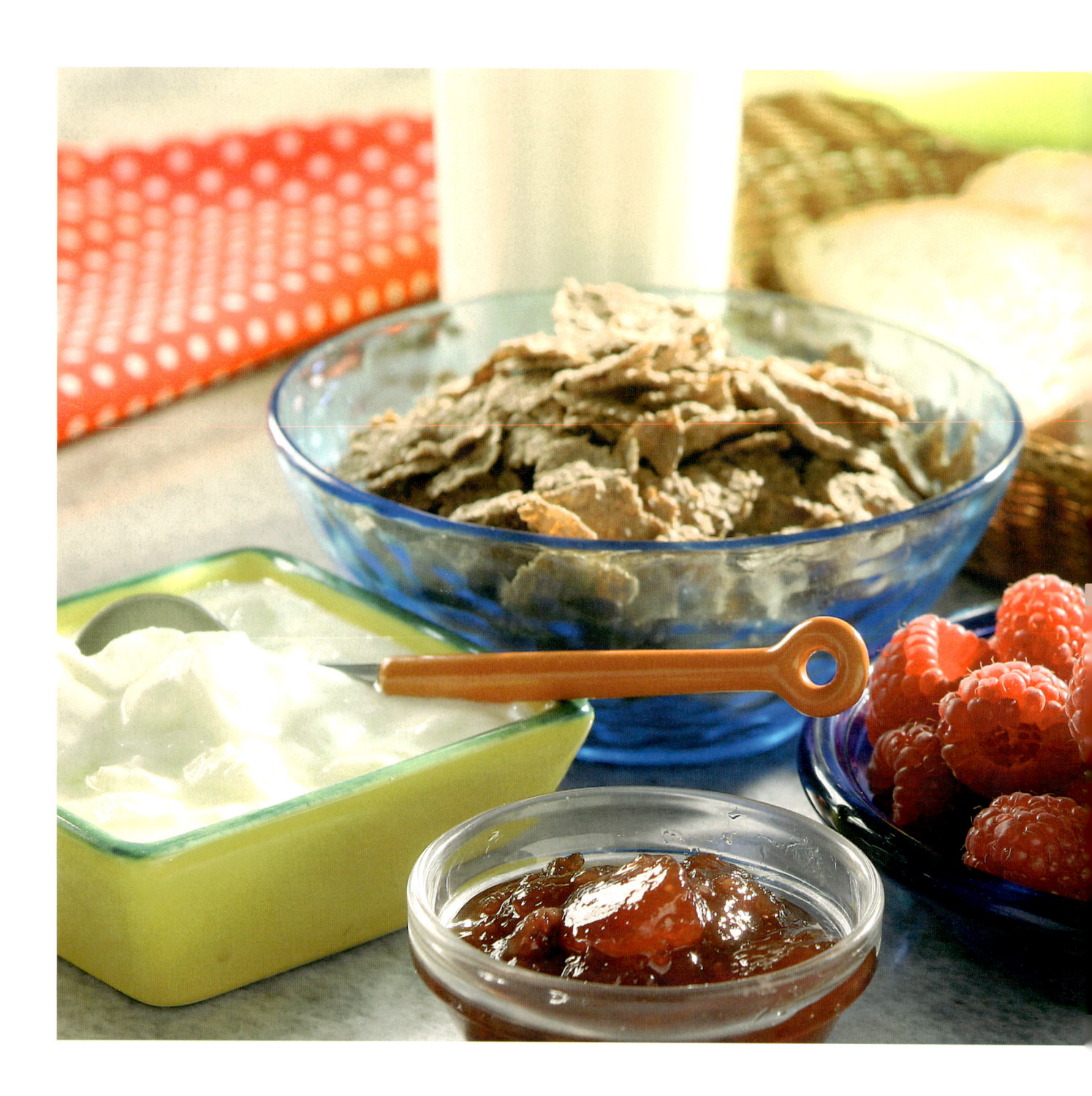

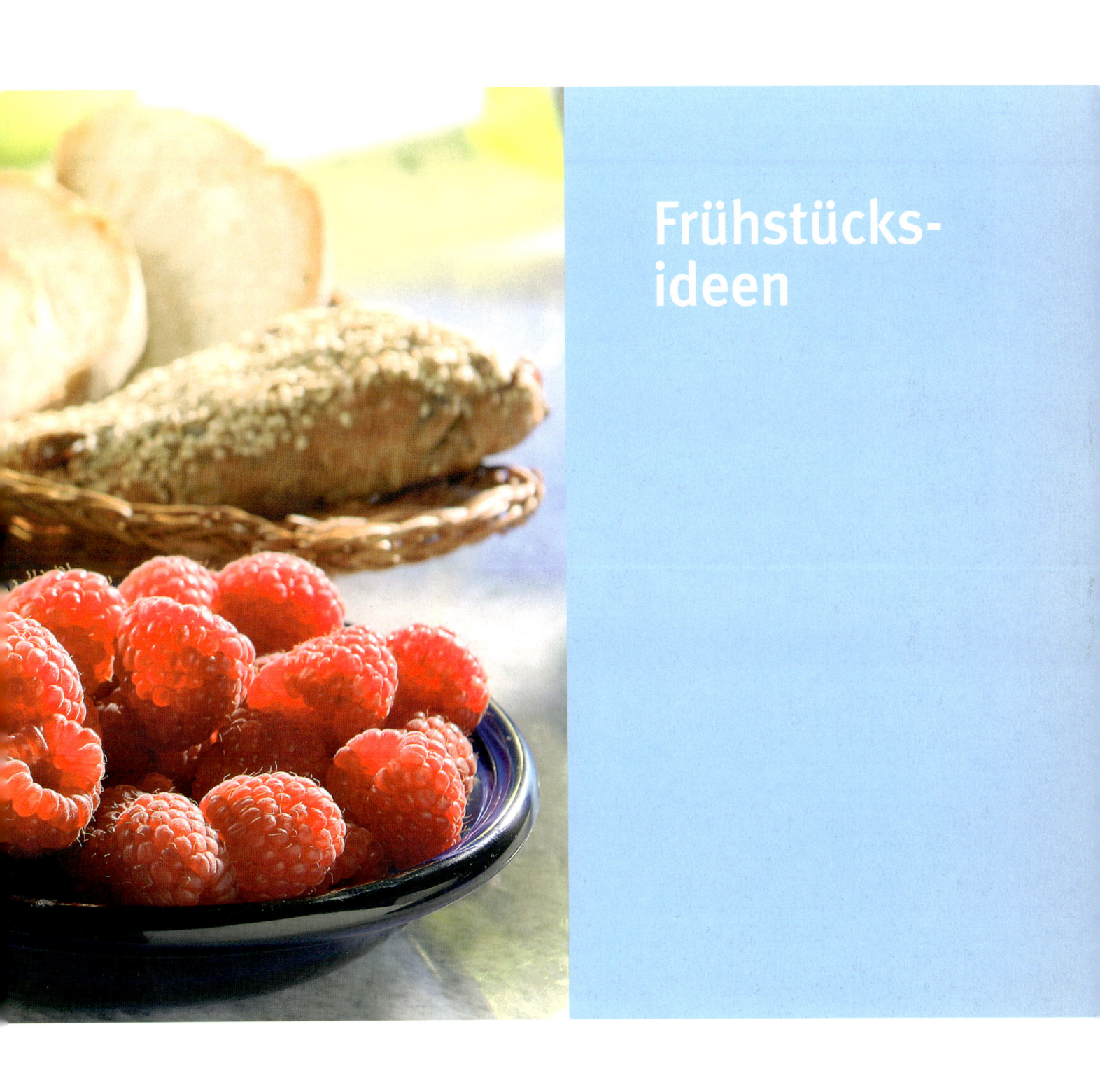

# Frühstücks-
ideen

Start in den Tag

## Mohngrütze

Mohn und Banane heben die Stimmung – perfekt für Frühstücksmuffel.

### Zutaten

| | |
|---|---|
| 30 g | Haferflocken |
| 10 g | Mohn, gemahlen |
| 100 ml | Vollmilch |
| 1 TL | Honig |
| 1 | Banane |
| 1 EL | Sanddornsaft |
| 1 EL | Zitronensaft, frisch gepresst |
| ½ EL | Hefeflocken |
| 30 ml | Sahne |

▪ Die Haferflocken mit dem Mohn und der Milch aufkochen. Den Honig unterziehen und die Haferflocken etwas abkühlen lassen. Die Banane schälen, klein schneiden und mit dem Sanddornsaft, dem Zitronensaft und den Hefeflocken pürieren.

▪ Die Sahne steif schlagen und unter die Haferflockengrütze heben. In ein Schälchen füllen und mit dem Bananenmus übergießen.

Info
Haferflocken machen munter und sind sehr gut bekömmlich. Bitte keinen Kaffee direkt dazu trinken, weil dieser die Nährstoffaufnahme behindert. Am besten warten Sie eine Stunde.

### Nährstoffkonto:

Kohlenhydrate, Kalzium, Vitamin $B_1$, $B_6$ und C

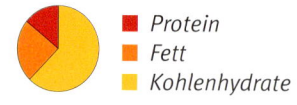

■ *Protein*
■ *Fett*
■ *Kohlenhydrate*

## Hüttenkäsebrötchen

Pikant und frisch für alle, die gern herzhaft frühstücken.

### Zutaten

| | |
|---|---|
| 100 g | Hüttenkäse |
| 10 g | saure Sahne |
| | Kräutersalz |
| 100 g | Gurke |
| | Petersilie, gehackt |
| | Schnittlauch, gehackt |
| | Dill, gehackt |
| 1 | Ei |
| 1 | Vollkornbrötchen |

▪ Frischkäse mit saurer Sahne verrühren und mit Kräutersalz würzen. Gurke raspeln und zusammen mit den fein gehackten frischen Kräutern unter den Frischkäse mischen. Das Ei hart kochen (5 Minuten), achteln und vorsichtig unterheben. Zusammen mit dem Brötchen servieren.

### Nährstoffkonto:

Protein, Vitamin $B_6$ und Zink

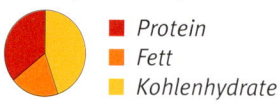

■ *Protein*
■ *Fett*
■ *Kohlenhydrate*

Süßes und Brot

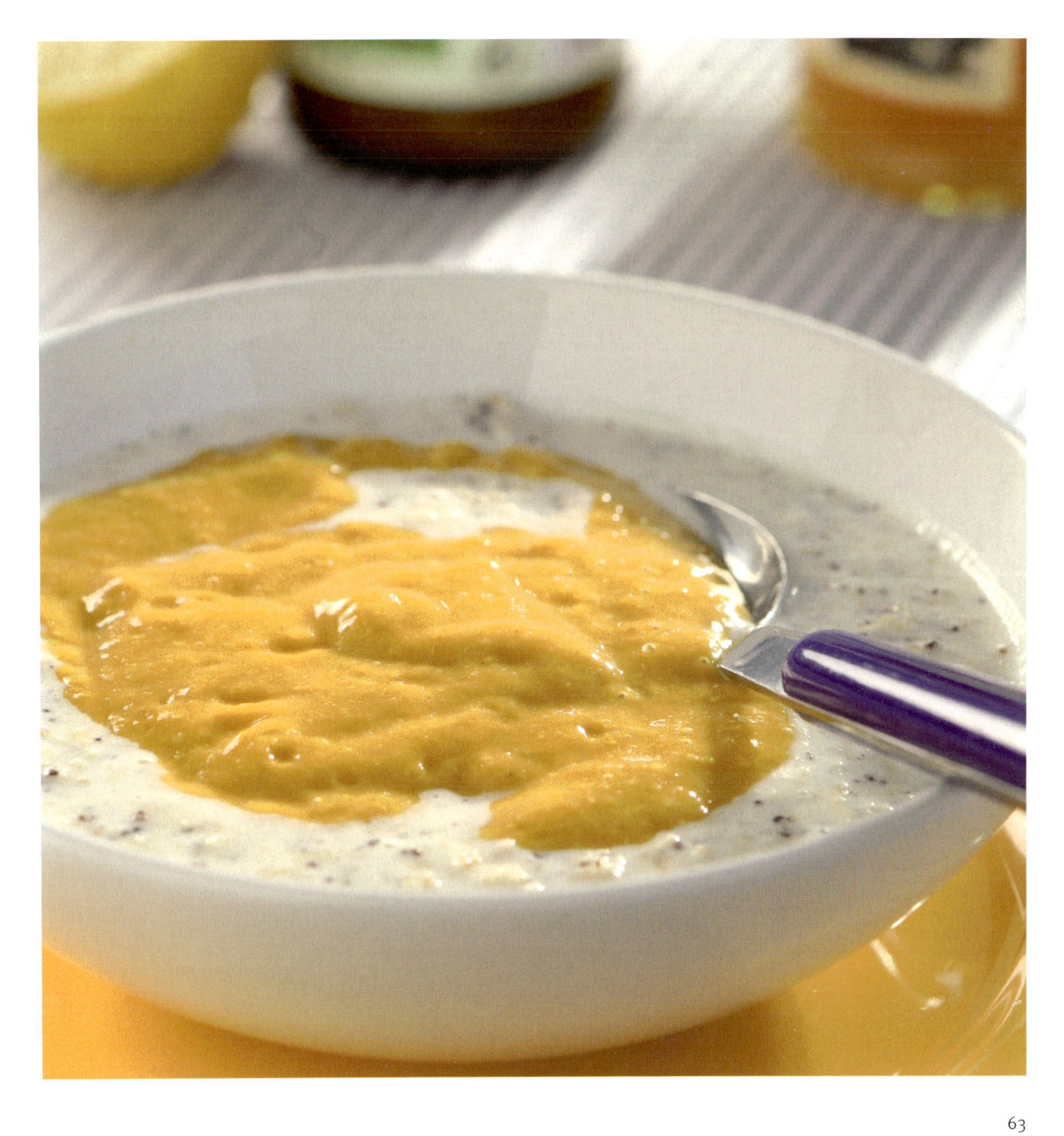

Start in den Tag

# Grapefruitkörbchen

Die Kombination aus Protein und Vitamin C regt den Stoffwechsel an und macht Müde munter.

**Zutaten**

| | |
|---|---|
| ½ | Grapefruit |
| 50 g | Hüttenkäse |
| 1 EL | Sanddornsaft |
| 1 TL | Honig |
| 25 g | Sahne |

- Grapefruit halbieren. Eine Hälfte beiseite legen und evtl. zum nächsten Frühstück essen. Aus der anderen Hälfte das Fruchtfleisch herauslösen, die weißen Trennhäute entfernen und das Fruchtfleisch klein schneiden.

- Hüttenkäse mit Sanddornsaft und Honig verrühren. Sahne steif schlagen und die Hälfte davon unter den Hüttenkäse heben. Diese Masse kalt stellen. Kurz vor dem Verzehr Fruchtfleisch unter den Hüttenkäse heben, die Masse in die Grapefruithälfte füllen und mit der restlichen Sahne und etwas Sanddornsaft garnieren.

**Nährstoffkonto:**
Protein und Vitamin C

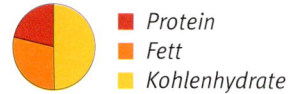

■ *Protein*
■ *Fett*
■ *Kohlenhydrate*

---

**MEHR WISSEN**

### Zitrusfrüchte filetieren – so geht's

Im Salat oder Müsli schmecken Grapefruit- oder Orangenfilets einfach gut.

FRÜHSTÜCKSIDEEN

Süßes und Brot

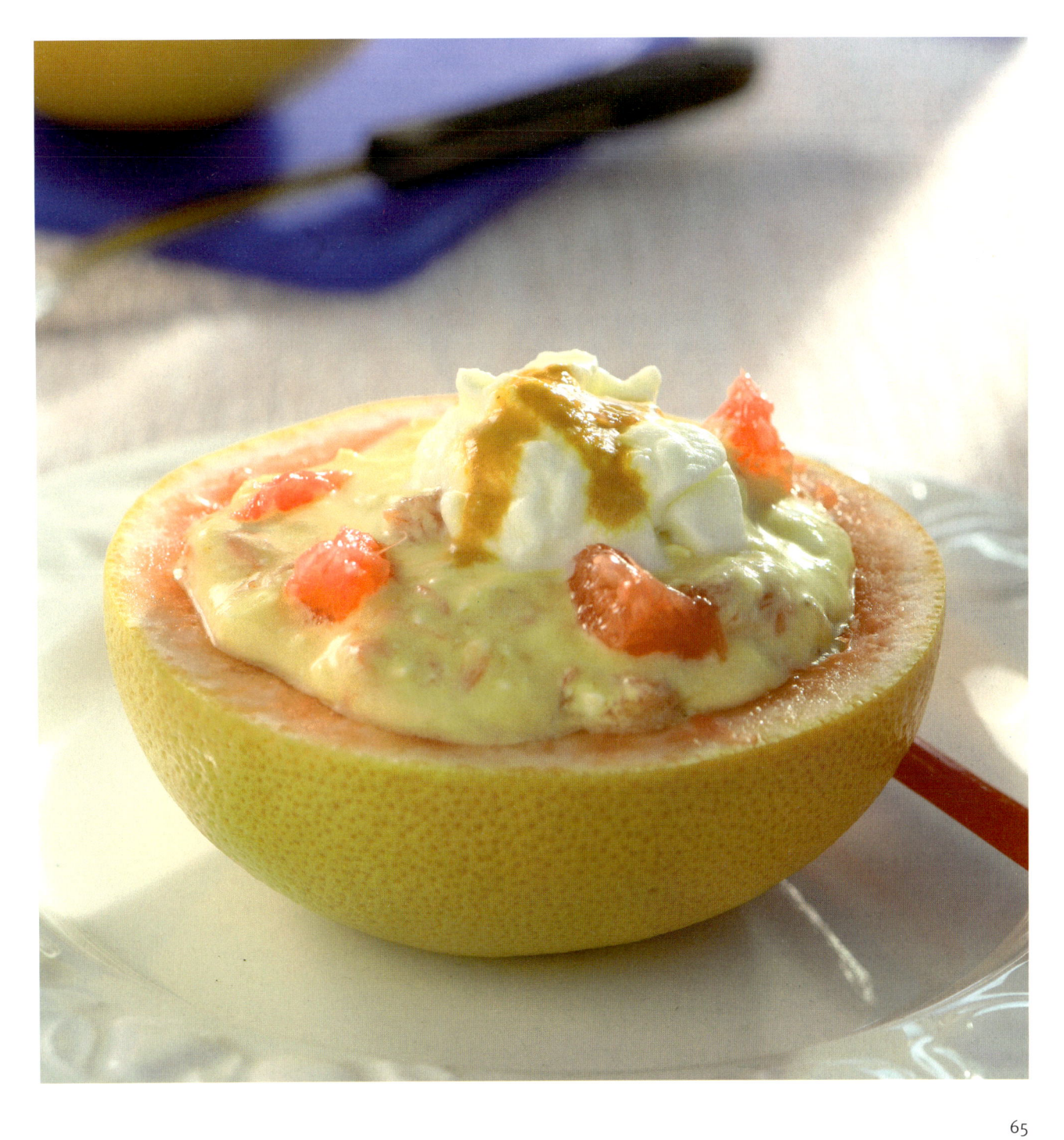

Start in den Tag

## Karotten-Frischkäse-Brot

Lecker, erfrischend und vegetarisch – ein etwas anderer Brotbelag.

### Zutaten

| | |
|---|---|
| 50 g | Karotte |
| 50 g | Doppelrahmfrischkäse |
| ½ EL | Schnittlauchröllchen |
| | Pfeffer, frisch gemahlen |
| | Kräutersalz |
| 1 | Scheibe Weizenvollkornbrot |

- Karotte schälen und fein reiben. Schnittlauch und Frischkäse zugeben und mit einer Gabel gut vermengen. Mit Pfeffer und Kräutersalz abschmecken. Im Kühlschrank durchziehen lassen. Kalt mit dem Brot servieren.

*Tipp*

Falls die Möhren sehr saftig sind, kann eine kleine Menge feiner Haferflocken Abhilfe schaffen und die Creme streichfähig machen. Größere Mengen lassen sich bis zu fünf Tage im Kühlschrank aufbewahren.

### Nährstoffkonto:
Protein, Kohlenhydrate

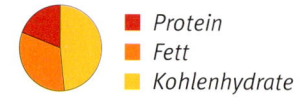

- Protein
- Fett
- Kohlenhydrate

## Matjesbrot

Fisch zum Frühstück aktiviert die Sinne und sättigt. Und hilft auch sehr gut gegen Süßhunger.

### Zutaten

| | |
|---|---|
| 1 | Roggenvollkornbrötchen |
| 10 g | Butter |
| 1 TL | Meerrettich |
| 1–2 | Blatt Blattsalat |
| 60 g | Matjeshering |
| 1 EL | Speisequark, 20 % Fett |
| 1 TL | Johannisbeerkonfitüre |
| 1 | kleiner Apfel |

- Das Brötchen buttern, einen Hauch Meerrettich darüberstreichen, mit Salat und einem Matjesfilet belegen. Quark mit Johannisbeermarmelade verrühren und auf das Filet geben. Mit dünnen Apfelscheiben garnieren.

### Nährstoffkonto:
Protein und Jod

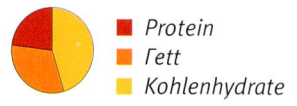

- Protein
- Fett
- Kohlenhydrate

Herzhaftes

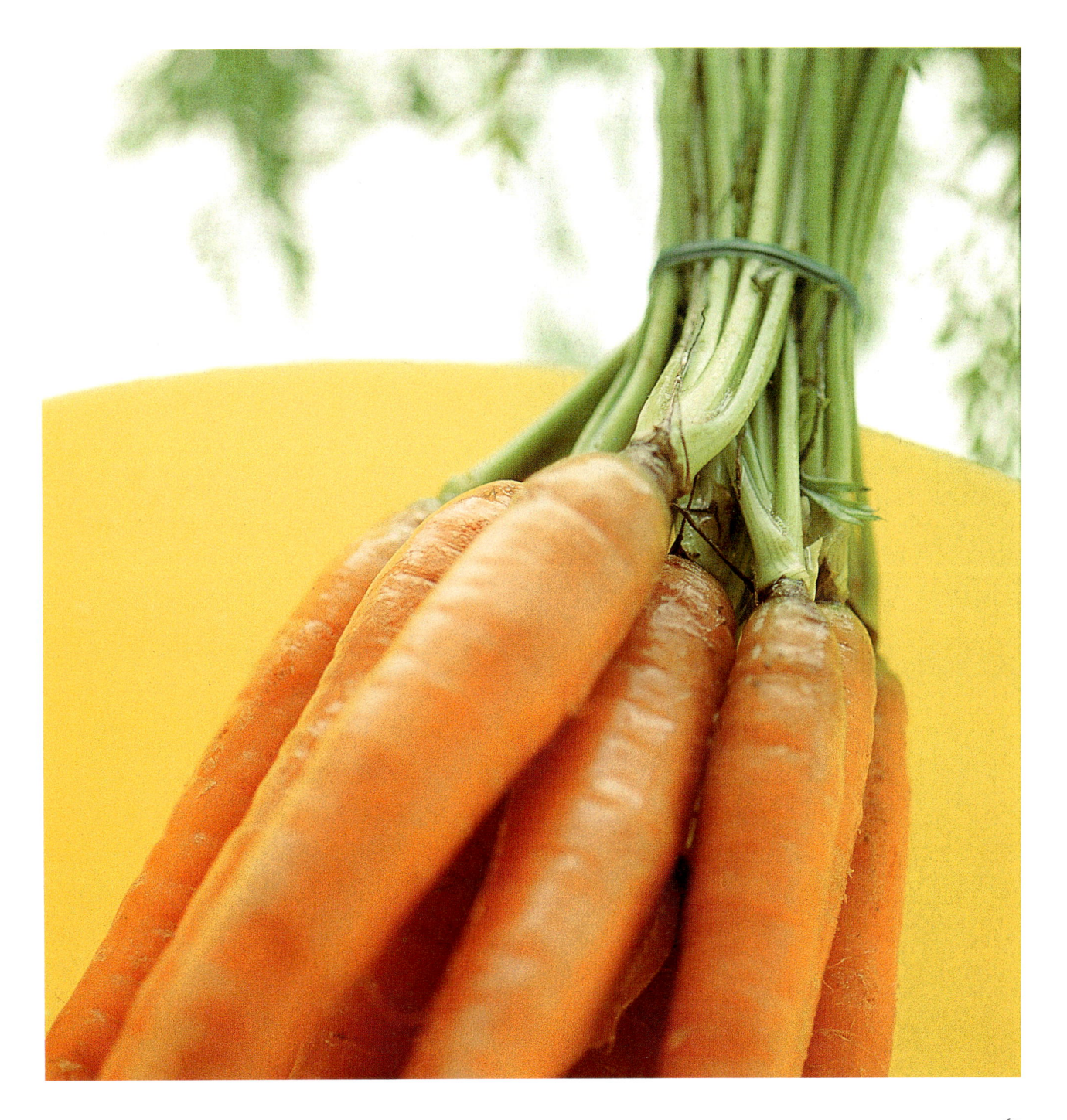

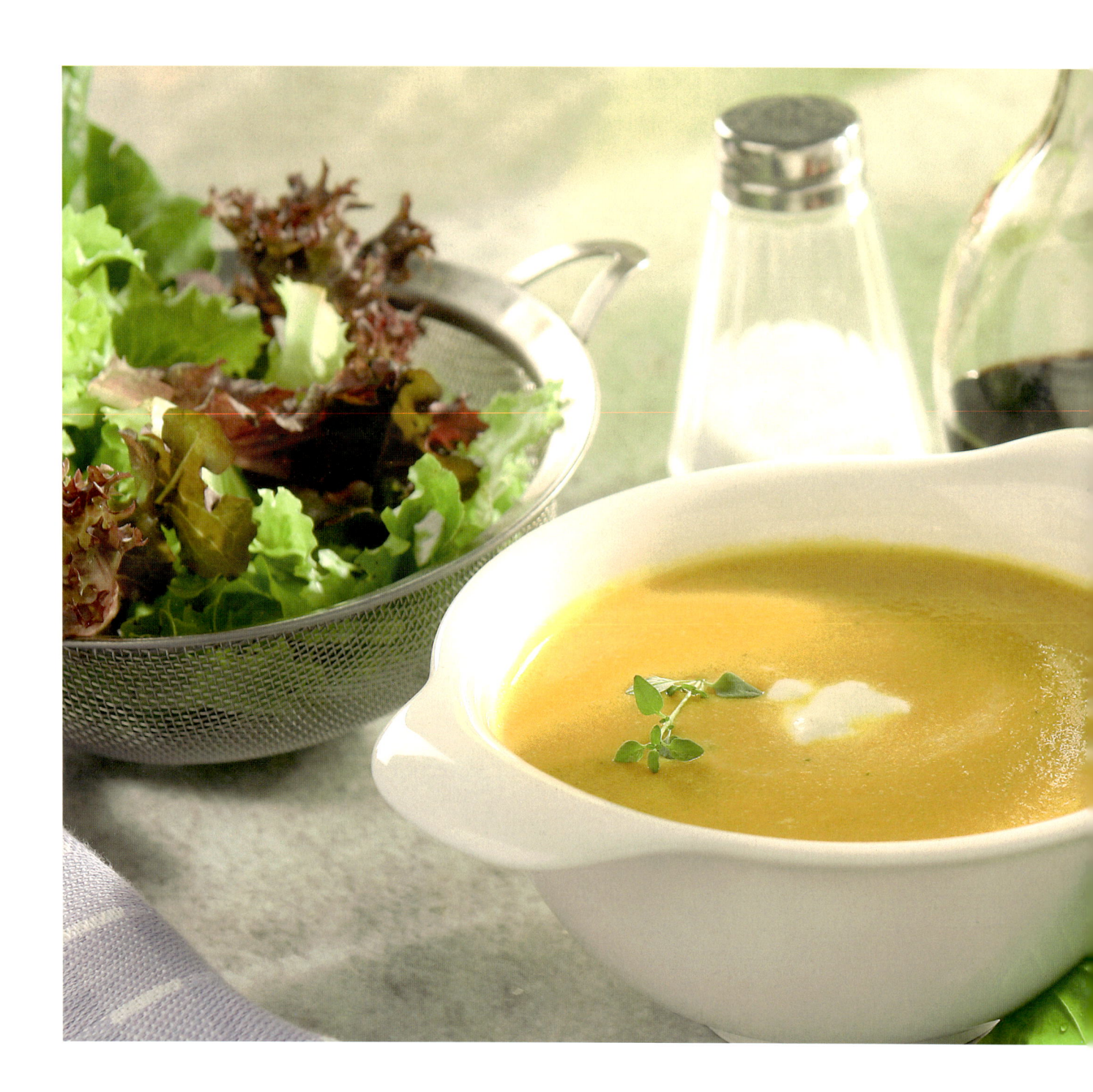

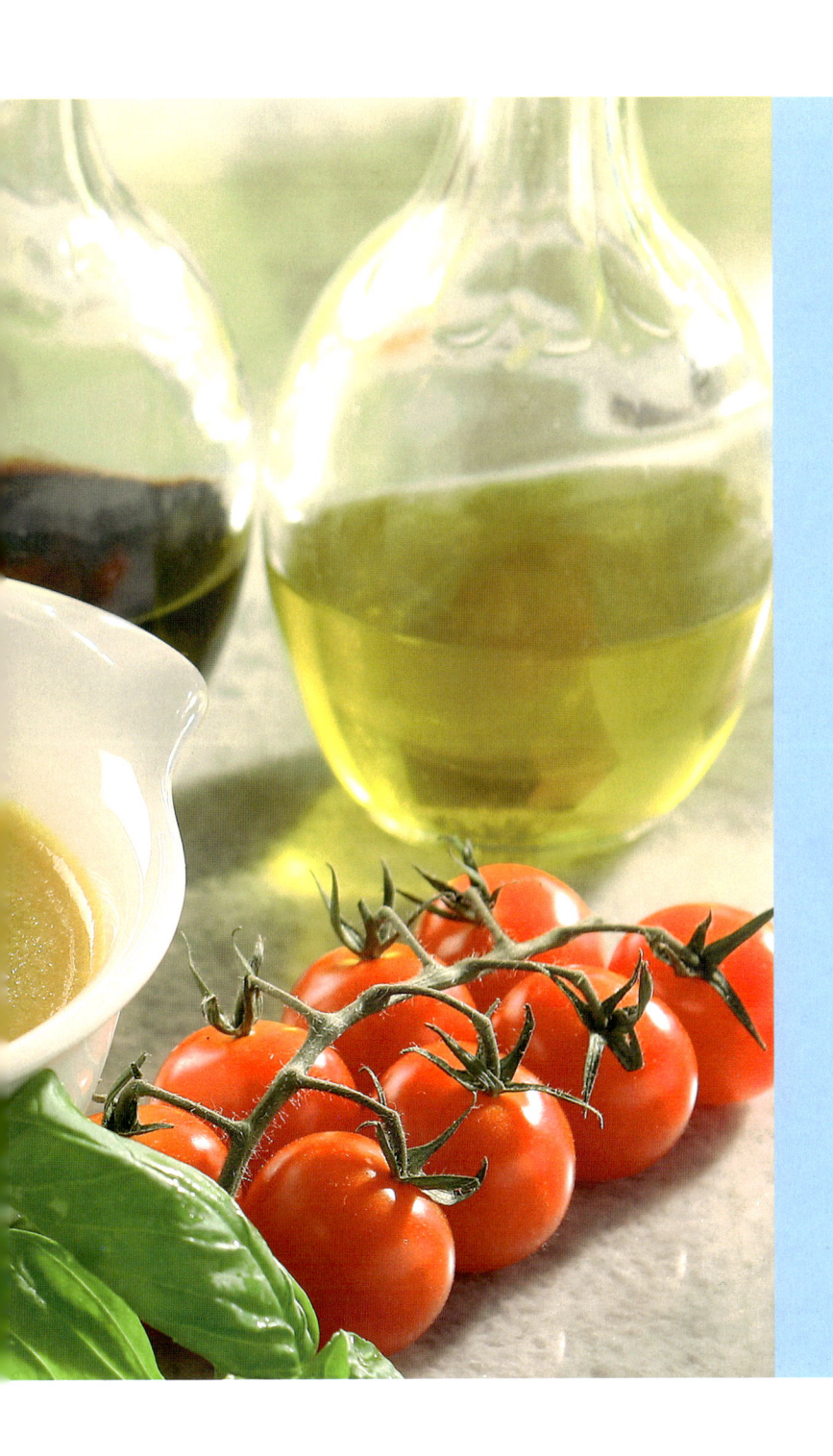

# Warme und kalte Kleinigkeiten

Leckeres für zwischendurch

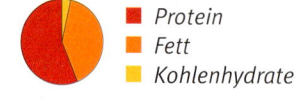

# Feldsalat mit Rinderfilet

Eine feine Sache: zartes Rinderfilet und nussiger Feldsalat.

### Zutaten

| | |
|---|---|
| 50 g | Feldsalat |
| 50 g | Champignons |
| 25 g | Radicchio |
| 1 TL | Rapsöl |
| 1 EL | Kräuteressig |
| | Salz | Pfeffer, frisch gemahlen |
| 1 Pr | Zucker |
| 80 g | Rinderfilet |
| 1 TL | Butterschmalz |
| 1 EL | frische Kresse |

▮ Feldsalat abspülen und putzen. Die Champignons mit einer Pilzbürste säubern und in Scheiben schneiden. Radicchio abspülen und putzen, zusammen mit dem Feldsalat trocken schleudern oder in einem Küchenhandtuch kurz antrocknen.

▮ Öl, Essig, Salz und Zucker verquirlen und mit dem Salat und den Champignons mischen. Das Rinderfilet in fingerdicke Streifen schneiden, pfeffern und im heißen Butterschmalz von allen Seiten kräftig anbraten. Kurz ruhen lassen und dann auf den Salat anrichten. Mit der Kresse garnieren.

*Tipp*

Dieses Gericht lässt sich gut als Abendsnack einbauen. Und mit einer Scheibe Vollkornbrot oder einem Brötchen ergibt es eine sättigende Mahlzeit.

### Nährstoffkonto:

Eisen und Vitamin $B_1$

■ *Protein*
■ *Fett*
■ *Kohlenhydrate*

Salate

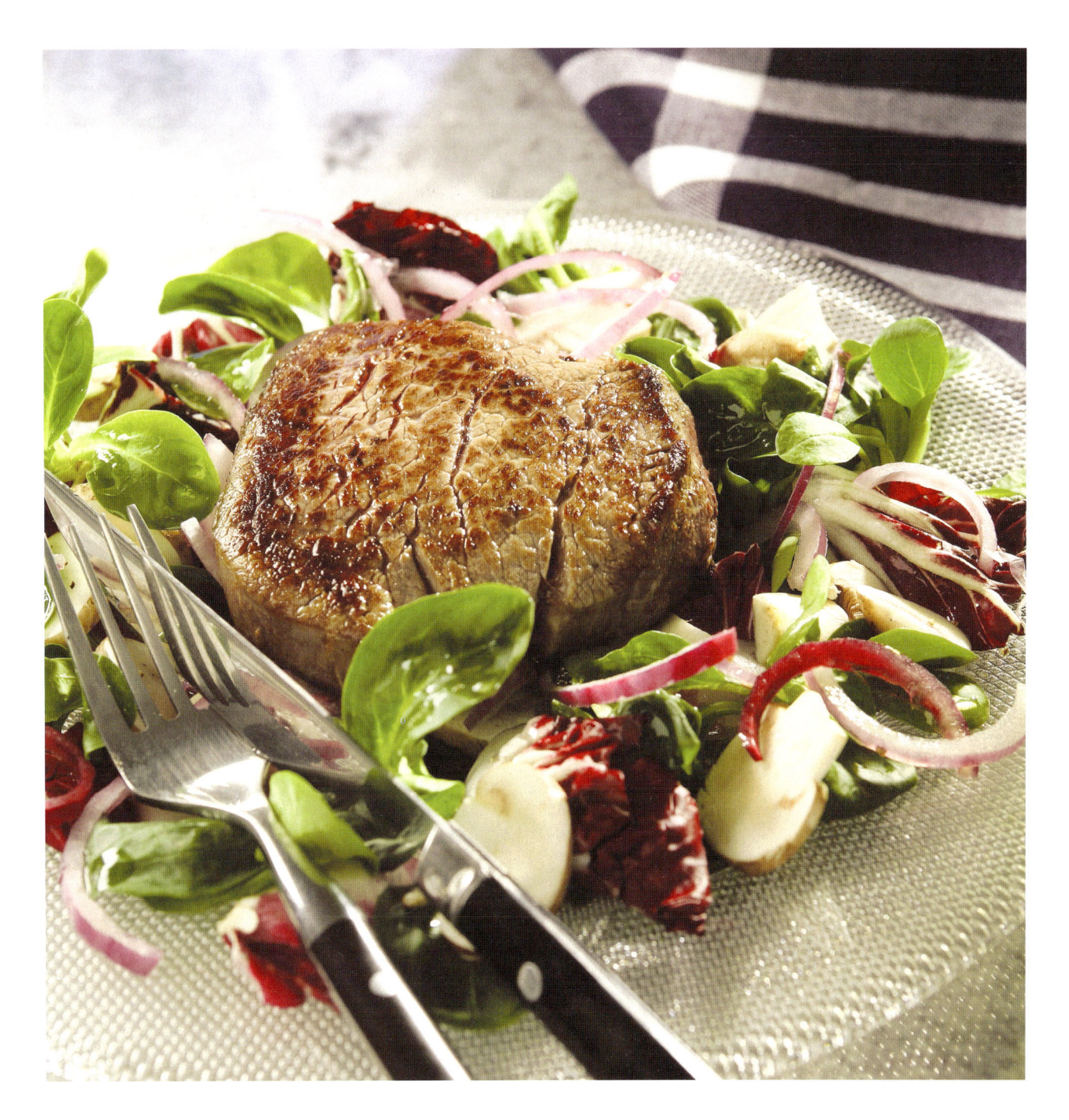

Leckeres für zwischendurch

# Feldsalat mit Butterbrötchen

Nach einem hektischen Tag füllt der Salat schnell und einfach Ihr Nährstoffkonto wieder auf.

**Zutaten**

| | |
|---|---|
| 2 EL | Zitronensaft, frisch gepresst |
| ½ TL | Honig |
| 1 TL | Rapsöl |
| 100 g | Joghurt, min. 3,5 % Fett |
| | Lebkuchengewürz |
| | Kräutersalz |
| | grüner Pfeffer, frisch gemahlen |
| 50 g | Feldsalat |
| 1 | kleine Birne |
| 40 g | Champignons |
| 30 g | Fenchel |
| ½ | Zwiebel |
| 1 | Vollkornbrötchen |
| 20 g | Butter |

▸ Zitronensaft mit Honig und Öl verrühren, Joghurt dazugeben und mit jeweils 1 Messerspitze Salz, Lebkuchengewürz und Pfeffer abschmecken. Feldsalat putzen, abspülen und abtropfen lassen.

▸ Birne in kleine Würfel, Champignons in Scheiben und Fenchel in feine Streifen schneiden. Zwiebel fein hacken. Obst und Gemüse unter die Sauce heben. Brötchen halbieren und mit Butter bestreichen.

**Nährstoffkonto:**

Folsäure, Kalzium, Magnesium, Vitamin $B_1$ und Kohlenhydrate

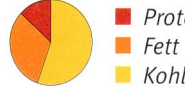

■ *Protein*
■ *Fett*
■ *Kohlenhydrate*

Salate

# Blattsalat mit Nussdressing
Dieser Wintersalat ist ein guter Starter vor der Hauptmahlzeit.

- Für die Sauce saure Sahne und Zitronensaft verrühren. Birne in kleine Würfel schneiden und untermischen, mit Salz und Pfeffer abschmecken. Walnuss- und Sesamöl mit dem Rotweinessig, 1 Esslöffel Wasser und Senf vermischen und mit Salz und Pfeffer abschmecken.

- Salate putzen, abspülen und abtropfen lassen. Zwiebel in feine Ringe schneiden und Karotte grob raspeln. Walnüsse hacken. Chicorée in breite Streifen schneiden und zur Birne geben. Blattsalate auf einem Teller anrichten, mit Nussdressing beträufeln, Chicoréesalat in die Mitte setzen und Karotten sowie Zwiebelringe darüber verteilen. Mit den Walnüssen bestreut servieren.

### Nährstoffkonto:
einfach und mehrfach ungesättigte Fettsäuren, Vitamin E und A

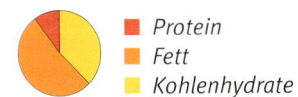

- Protein
- Fett
- Kohlenhydrate

### Zutaten
| | |
|---|---|
| 25 g | saure Sahne, 10 % Fett |
| 2 EL | Zitronensaft, frisch gepresst |
| ½ | Birne |
| | Salz \| Pfeffer, frisch gemahlen |
| 1 TL | Walnussöl |
| 1 TL | Sesamöl |
| 1 EL | Rotweinessig |
| ½ TL | Senf |
| 50 g | Blattsalat (Lollo Rosso und Eichblatt) |
| 1 | rote Zwiebel |
| ½ | Karotte |
| 4 | Walnüsse |
| 30 g | Chicorée |

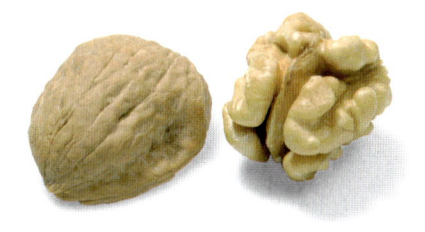

Leckeres für zwischendurch

## Chinakohlsalat mit Sesam

Der knackige Salat schmeckt schön orientalisch und ist im Nu zubereitet.

### Zutaten

| | |
|---|---|
| 1 | gehäufter TL Sesam |
| ½ | Banane |
| 1 TL | Tahin |
| 2 EL | Zitronensaft, frisch gepresst |
| ½ TL | Birnendicksaft |
| 150 g | Chinakohl |
| 1 | Mandarine |
| | Kräutersalz |
| | Pfeffer, frisch gemahlen |
| | Ingwer, gemahlen |

- Sesam in einer Pfanne ohne Fett rösten, bis sie duften. Abkühlen lassen. Banane mit Tahin und Zitronensaft pürieren oder mit einer Gabel zerdrücken. Mit den Gewürzen und dem Birnendicksaft abschmecken.

- Chinakohl halbieren und in feine Streifen schneiden. Mandarinen in Spalten teilen und halbieren oder dritteln. Beides mit dem Dressing vermengen. Den Salat mit geröstetem Sesam bestreut servieren.

### Nährstoffkonto:

Kalzium, Magnesium

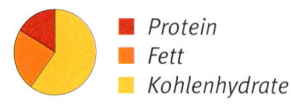

- Protein
- Fett
- Kohlenhydrate


## Karottensalat mit Honig

Perfekt als leichte Vorspeise!

### Zutaten

| | |
|---|---|
| 1 TL | Sonnenblumenöl |
| 1 TL | Balsamico-Essig |
| 1 TL | Honig |
| | Salz \| Pfeffer, frisch gemahlen |
| 100 g | Karotten |
| 50 g | Fenchel |
| 50 g | Kresse |
| 1 EL | Schnittlauchröllchen |

- Öl, Essig und Honig verrühren und mit Salz und Pfeffer abschmecken. Karotten abspülen und gründlich bürsten. Grob reiben und Fenchel fein würfeln. Gemüse mit dem Dressing vermischen. Kresse auf einem Teller verteilen, den Salat daraufhäufen und mit den Schnittlauchröllchen garnieren.

### Nährstoffkonto:

Folsäure, Kalzium, Vitamin $B_1$, $B_6$, E und einfach ungesättigte Fettsäuren

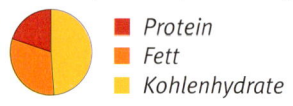

- Protein
- Fett
- Kohlenhydrate

Salate

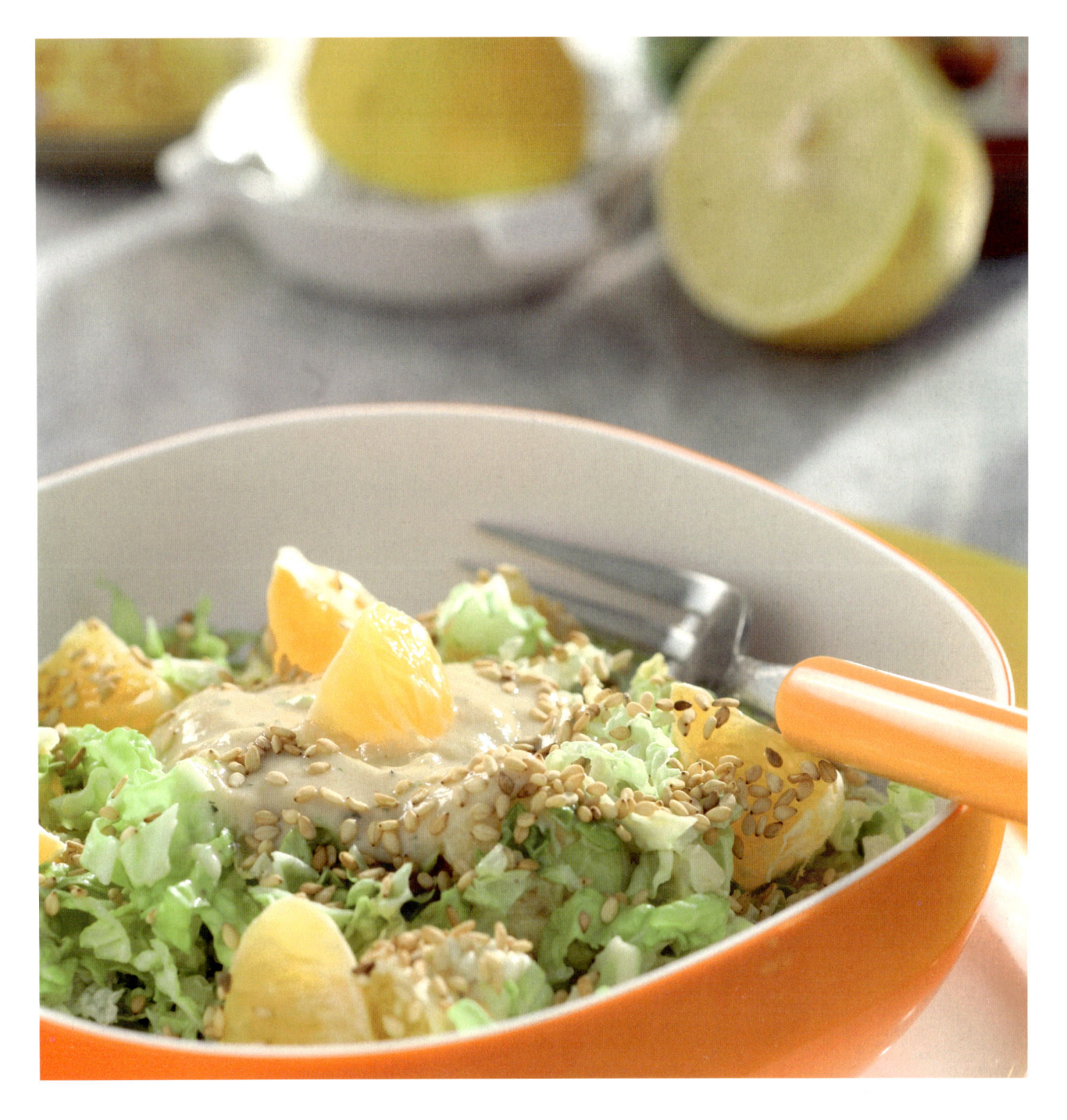

Leckeres für zwischendurch

## Kürbissalat mit Apfel

Das Herbstgemüse schlechthin: Kürbis, aber diesmal im neuen Gewand.

### Zutaten

| | |
|---|---|
| 1 | Orange |
| 1 EL | Sonnenblumenöl |
| 1 EL | Zitronensaft, frisch gepresst |
| 1 TL | Obstessig |
| | Ingwer, gerieben |
| | Salz |
| | Cayennepfeffer |
| | Birnendicksaft |
| 100 g | Kürbis (Hokkaido) |
| 60 g | Apfel |
| 50 g | Knollensellerie |
| ½ | kleine Stange Porree |
| 1 EL | Kürbiskerne, geröstet |

- Orange auspressen und den Saft mit dem Öl, Zitronensaft und Obstessig verrühren. Mit etwas Ingwer, Salz, wenig Cayennepfeffer und evtl. etwas Birnendicksaft kräftig abschmecken.

- Kürbis und Apfel in Spalten und dann quer in dünne Scheiben schneiden. Sellerie grob raspeln und Porree in feine Ringe schneiden. Zutaten mit dem Dressing vermengen. Den Salat mit gerösteten Kürbiskernen bestreut servieren.

### Nährstoffkonto:

Kalzium, Magnesium, Vitamin $B_1$

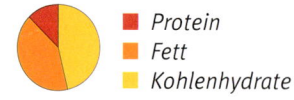

- *Protein*
- *Fett*
- *Kohlenhydrate*

## Sellerierohkost

Stress? Kein Problem, denn der Salat fördert die Konzentrationsfähigkeit.

### Zutaten

| | |
|---|---|
| 40 g | Joghurt, min. 3,5 % Fett |
| 1 TL | Sonnenblumenöl |
| 2 EL | Zitronensaft, frisch gepresst |
| 1 | Msp. Senf |
| | Kräutersalz \| Pfeffer, frisch gemahlen |
| 150 g | Bleichsellerie |
| ½ | kleine Birne |
| 15 g | Haselnüsse, grob gehackt |

- Joghurt, Öl, Zitronensaft und Senf miteinander mischen. Mit Kräutersalz und Pfeffer abschmecken. Sellerie in feine Scheibchen und die Birne in dünne Scheiben schneiden. Beides mit der Sauce vermischen. Mit den Haselnüssen bestreuen.

### Nährstoffkonto:

einfach und mehrfach ungesättigte Fettsäuren, Vitamin E und $B_1$, Protein

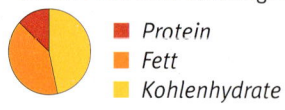

- *Protein*
- *Fett*
- *Kohlenhydrate*

Salate

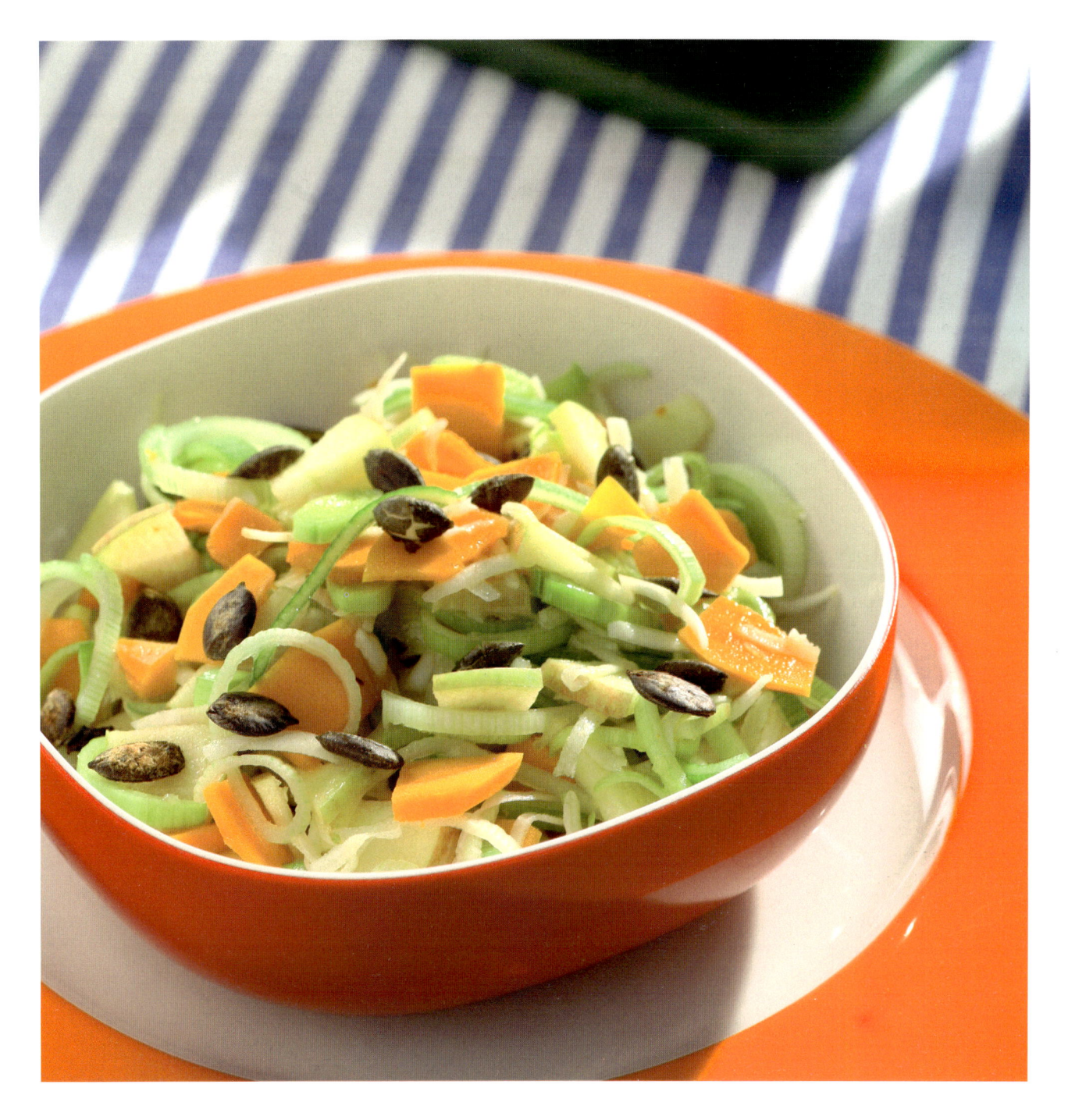

Leckeres für zwischendurch

## Avocadocarpaccio mit Zitrusfilets

Diese Kreation stärkt die Immunabwehr und ist ideal für Herbst und Winter.

### Zutaten

| | |
|---|---|
| 1 | kleine Orange |
| ½ | Grapefruit |
| ½ | kleine Avocado |
| 2 | gehäufte EL Kresse |
| 2 EL | Zitronensaft, frisch gepresst |
| ½ TL | Senf |
| ½ TL | Honig |
| 1 TL | Sonnenblumenöl |
| 1 | kleine Schalotte |
| 1 | Msp. Salz |
| 1 | Msp. Koriander |
| | Zimt, gemahlen |

▎Orange und Grapefruit schälen und filetieren. Den austretenden Saft dabei auffangen. Für die Sauce den aufgefangenen Saft mit Zitronensaft, Senf und Honig verrühren und das Öl mit einem Schneebesen unterschlagen. Die Schalotte fein würfeln. Mit den Gewürzen abschmecken und die Schalotte untermischen.

▎Die Avocado schälen und in dünne Spalten schneiden. Diese mit den Zitrusfruchtfilets im Wechsel kreisförmig auf einem Teller anrichten. Kresse in die Mitte setzen und die Sauce über das Carpaccio träufeln.

*Tipp*

Die Avocado hat die richtige Reife, wenn das Fruchtfleisch auf Daumendruck leicht nachgibt.

### Nährstoffkonto:

Vitamin $B_1$, $B_6$, C und E, einfach ungesättigte Fettsäuren und Folsäure

■ *Protein*
■ *Fett*
■ *Kohlenhydrate*

Salate

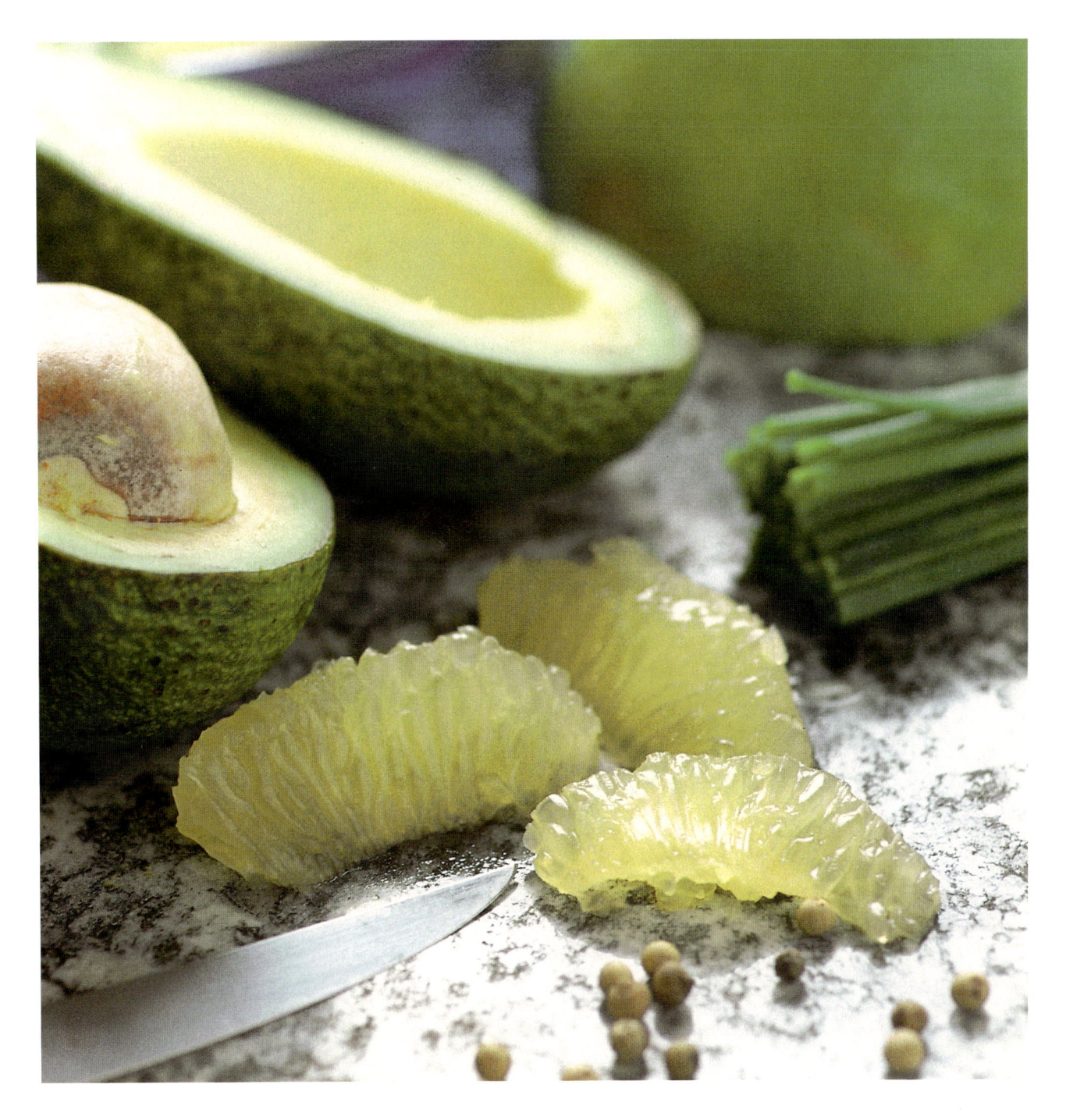

Leckeres für zwischendurch

## Paprikasalat

Perfekt als sommerlicher Beilagensalat.

### Zutaten

| | |
|---|---|
| 1 EL | Balsamico-Essig |
| ½ TL | Honig |
| | Salz | Pfeffer, frisch gemahlen |
| | Curry |
| | Knoblauch |
| 1 EL | Olivenöl |
| ½ | grüne Paprikaschote |
| ½ | gelbe Paprikaschote |
| ½ | rote Paprikaschote |
| ½ | Zwiebel |
| 4 | Basilikumblätter |

▌ Essig mit Honig, Salz, etwas Curry und Pfeffer verrühren, geschnittenen oder zerdrückten Knoblauch und Öl unterrühren. Paprika, Zwiebel und Basilikumblätter in sehr feine Streifen schneiden, sofort mit dem Dressing vermischen und servieren.

### Nährstoffkonto:

Vitamin C, $B_6$

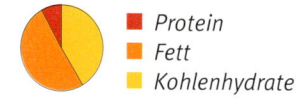

- Protein
- Fett
- Kohlenhydrate

## Sellerie auf Erdbeeren

Dieser Sommersalat erfrischt und entwässert an besonders heißen Tagen.

### Zutaten

| | |
|---|---|
| 40 g | Joghurt, min. 3,5 % Fett |
| 1 TL | Kräuteressig |
| 2 EL | Zitronensaft, frisch gepresst |
| 1 TL | Rapsöl |
| | Salz | Pfeffer, frisch gemahlen |
| 150 g | Bleichsellerie |
| 70 g | Erdbeeren |
| 70 g | Honigmelone |
| 1 EL | Mandelblättchen |

▌ Joghurt, Essig, Zitronensaft und Öl zu einer Sauce verrühren und mit Salz und Pfeffer abschmecken. Sellerie putzen, in feine Streifen schneiden und Erdbeeren halbieren. Melone in kleine Würfel schneiden. Sellerie und Melone mit dem Dressing vermengen.

▌ Mandelblättchen in einer Pfanne ohne Fett leicht anrösten und gleich aus der Pfanne nehmen. Salat auf einen Teller anrichten, mit den Erdbeerhälften umlegen und den Mandelblättchen bestreuen.

### Nährstoffkonto:

Vitamin C und E, Kalzium und Kalium

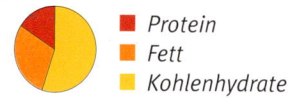

- Protein
- Fett
- Kohlenhydrate

Salate

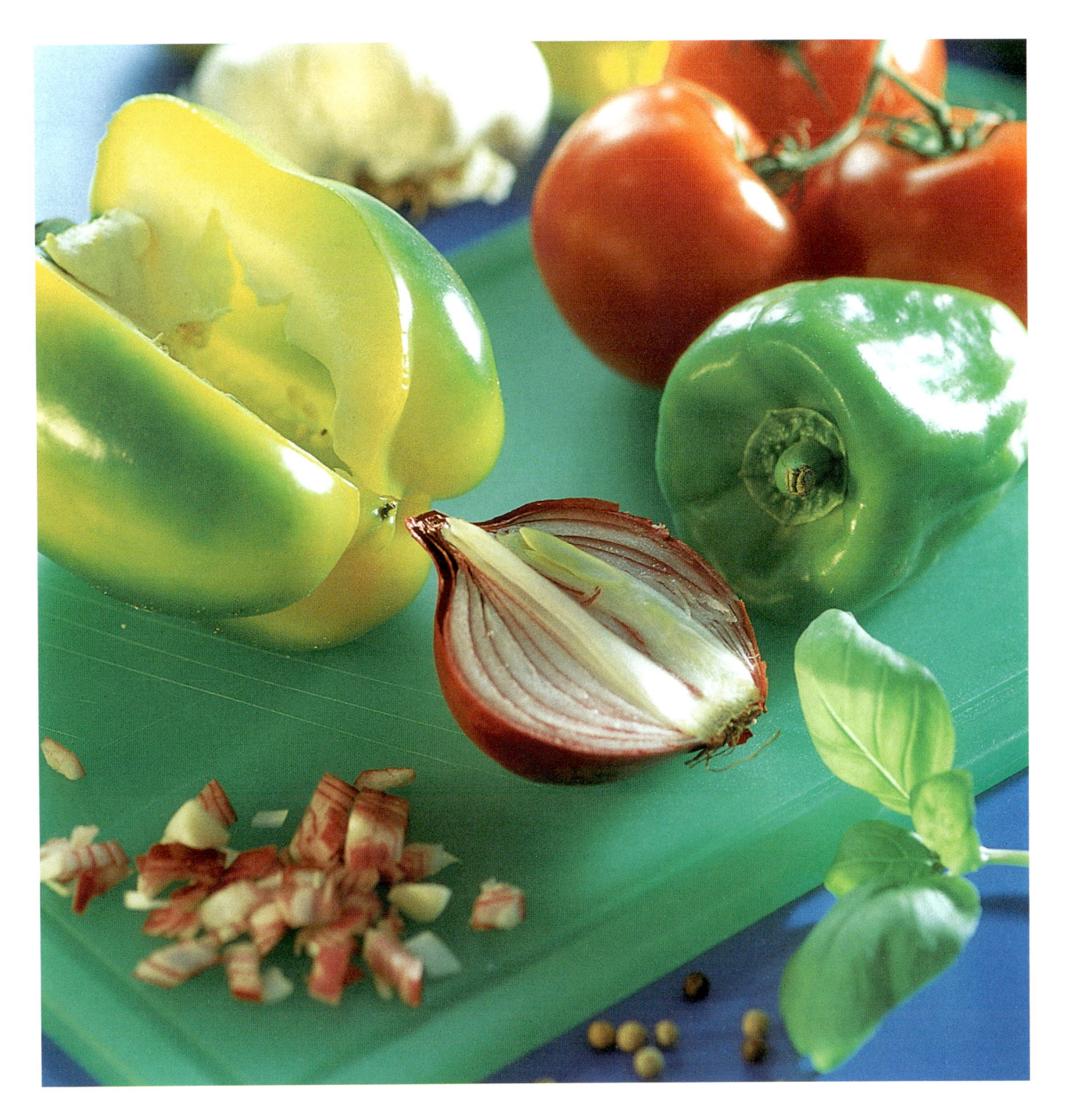

Leckeres für zwischendurch

## Tomaten-Champignon-Salat

### Zutaten

| | |
|---|---|
| 100 g | Tomaten |
| 50 g | Champignons |
| 1 TL | Obstessig |
| 30 g | Mozzarella |
| | Kräutersalz | Pfeffer, frisch gemahlen |
| 1 TL | Olivenöl |
| ¼ | Knoblauchzehe |
| ½ TL | Ahornsirup |
| | Basilikum |
| | Schnittlauch |

▪ Champignons abbürsten. Tomaten und Pilze in Scheiben schneiden. Obstessig mit 1 Esslöffel Wasser vermischen und die Pilze darin wenden und wieder herausnehmen. Käse in dünne Scheiben schneiden.

▪ Essigwasser mit Olivenöl vermischen und mit zerdrücktem Knoblauch, Ahornsirup, Kräutersalz und Pfeffer abschmecken. Tomaten- und Champignonscheiben auf einem Teller anrichten, Käse darüberlegen und mit der Sauce und den frischen Kräutern garnieren.

### Nährstoffkonto:

Kalzium, einfach ungesättigte Fettsäuren, Vitamin E

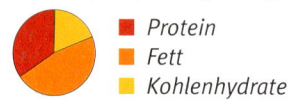

■ *Protein*
■ *Fett*
■ *Kohlenhydrate*

## Pastinakensalat

### Zutaten

| | |
|---|---|
| 40 g | Joghurt, min. 3,5 % Fett |
| 1 TL | Erdnussmus |
| 1 EL | Petersilie, gehackt |
| 100 g | Pastinake |
| ½ | Apfel |
| 5 | Erdnüsse, gehackt |

▪ Joghurt, Erdnussmus und Petersilie zu einer Sauce verrühren. Pastinake und Apfel grob raspeln und mit der Sauce mischen. Frischkost mit gehackten Erdnüssen und einem Petersiliensträußchen garniert servieren.

### Nährstoffkonto:

Vitamin E und Protein

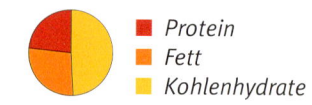

■ *Protein*
■ *Fett*
■ *Kohlenhydrate*

Salate

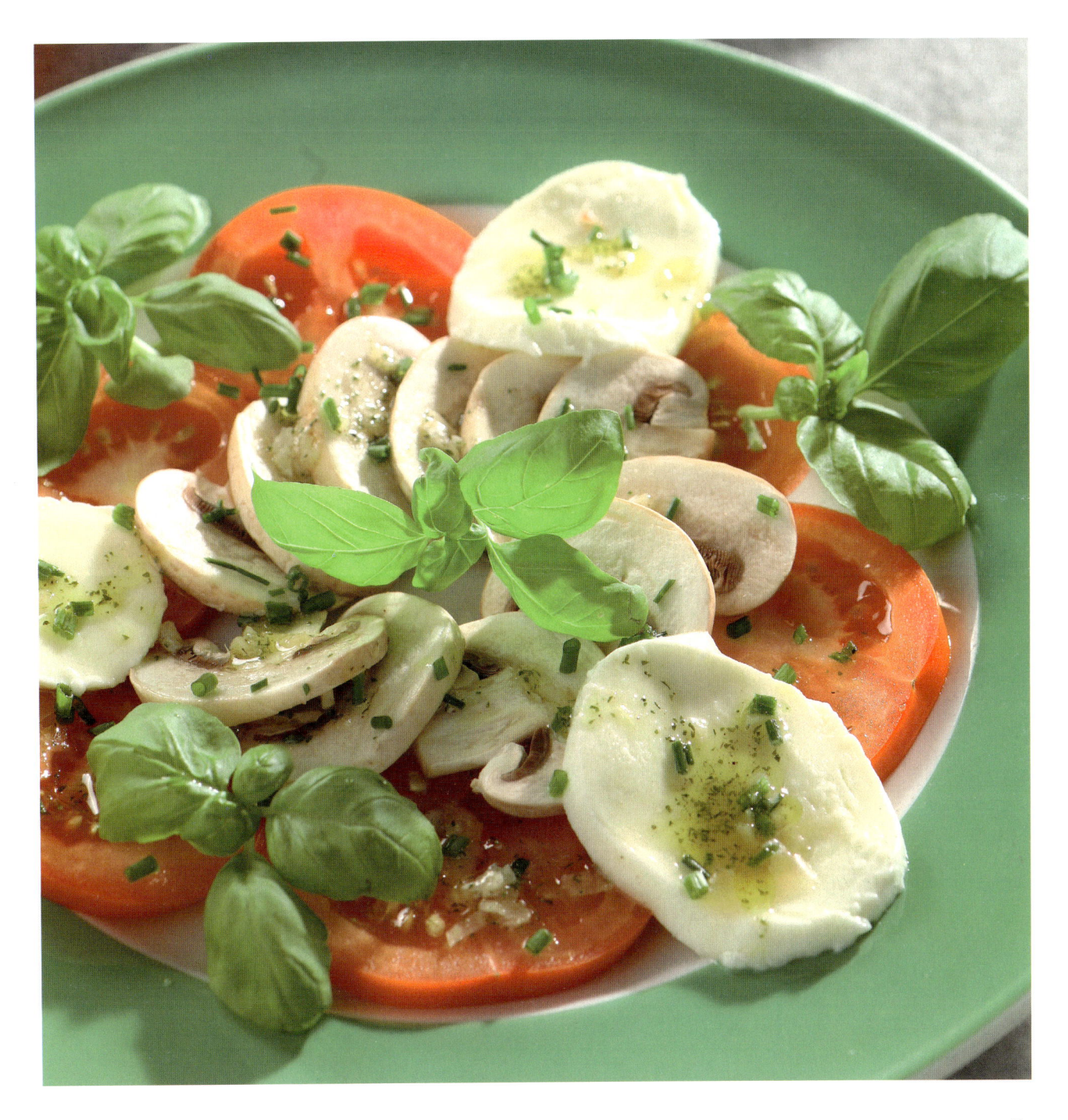

Leckeres für zwischendurch

## Chicorée mit Ingwer

Ingwer und Kurkuma verleihen dem Salat eine leicht indische Note.

**Zutaten**

| | |
|---|---|
| 2 | getrocknete Aprikosen |
| ½ | kleine Banane |
| 2 EL | Zitronensaft, frisch gepresst |
| 2 EL | Joghurt, min. 3,5 % Fett |
| | etwas Ingwer, gerieben |
| | Salz | Pfeffer, frisch gemahlen |
| | Kurkuma |
| 50 g | Chicorée |
| 5 g | Alfalfasprossen |
| 1 TL | Sonnenblumenöl |

▪ Aprikosen fein würfeln und in etwas Wasser einweichen. Banane mit einer Gabel fein zerdrücken und mit Zitronensaft, Joghurt und Öl verrühren. Mit Ingwer und den Gewürzen abschmecken.

▪ Chicorée in feine Ringe schneiden, zusammen mit der Aprikose unter die Salatsauce mischen und den Salat mit Alfalfasprossen garnieren.

**Nährstoffkonto:**

einfach ungesättigte Fettsäuren, Vitamin E

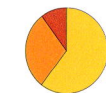

*Protein*
*Fett*
*Kohlenhydrate*

### MEHR WISSEN

#### Ingwer macht gesund

Ingwer wirkt magenstärkend und fördert dadurch die Bekömmlichkeit aller Speisen. Zwischendurch, als Gewürztee getrunken, verbessert Ingwer insgesamt das Wohlbefinden. So geht's: Einfach ein 2–3 cm großes Stück frischen Ingwer schälen, in dünne Scheiben schneiden und mit kochend heißem Wasser überbrühen.

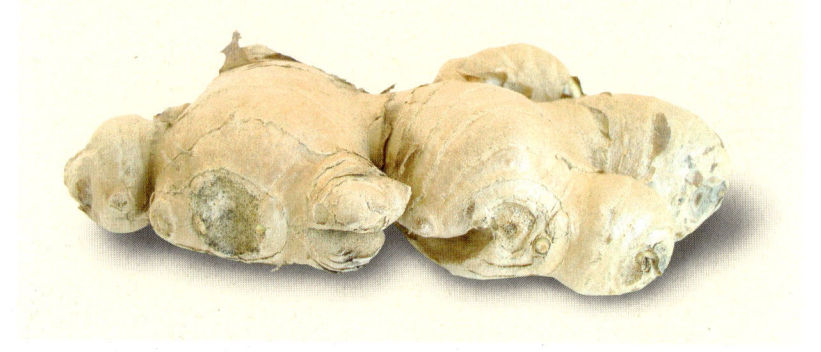

Salate

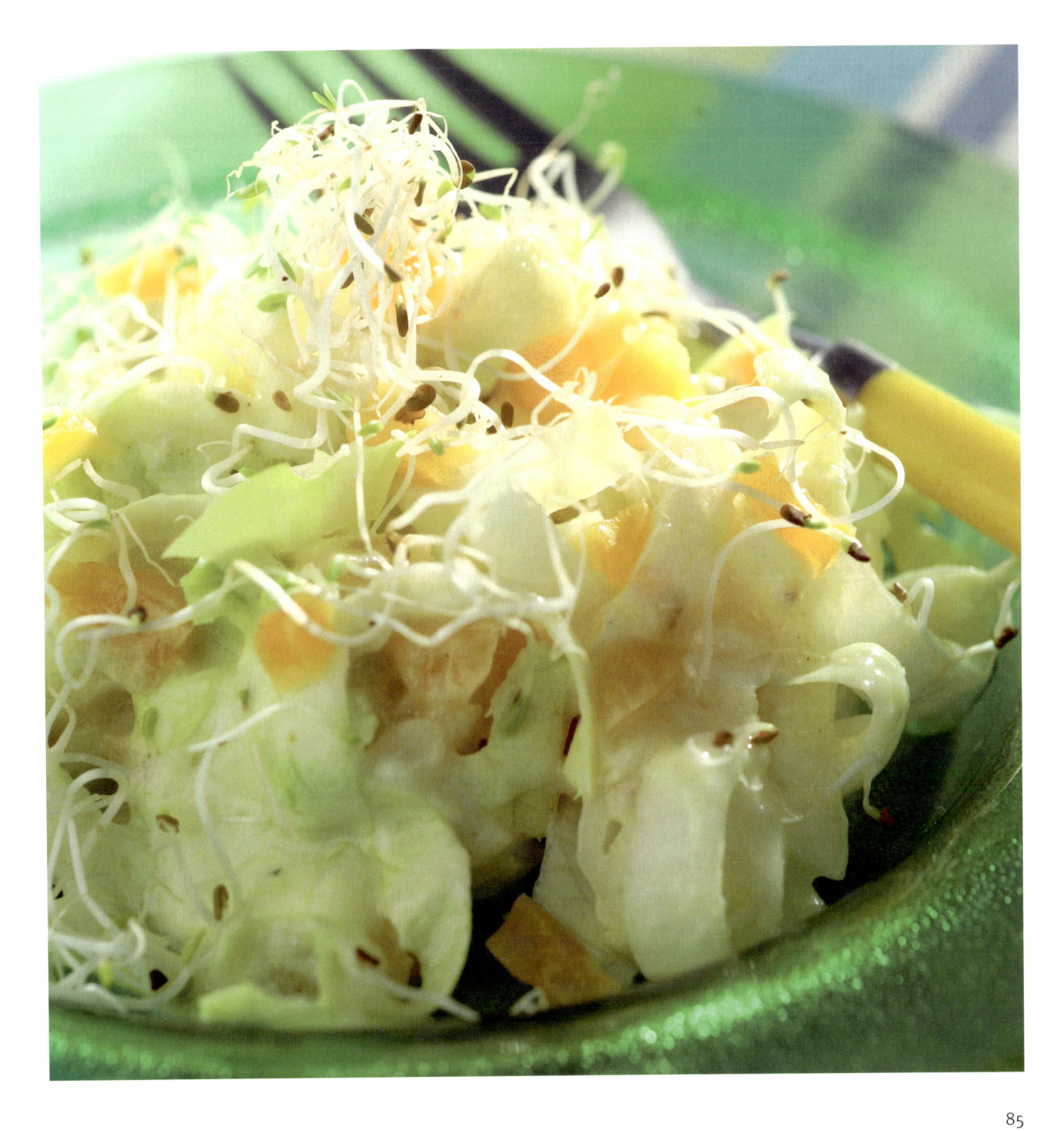

Leckeres für zwischendurch

# Sommersalat

Frische Blattsalate und Kräuter gibt's im Sommer besonders gut auf dem Wochenmarkt zu kaufen.

### Zutaten

| | |
|---|---|
| 1 EL | Obstessig |
| ½ TL | Honig |
| 1 EL | Sonnenblumenöl |
| | Salz ǀ Pfeffer, frisch gemahlen |
| 1 | Msp. Ingwer, frisch gerieben |
| 25 g | Kopfsalat |
| 50 g | Radicchio |
| 25 g | Feldsalat |
| 40 g | Karotte |
| 10 g | Radieschen |
| 30 g | Mais |
| 2 EL | Brunnenkresse |
| 1 EL | Schnittlauchröllchen |

▌ Essig mit Honig glatt rühren. Öl langsam unterschlagen und das Dressing mit Ingwer, Salz und Pfeffer abschmecken. Blattsalat abspülen und zerpflücken. Karotte in feine Streifen und Radieschen in Scheiben schneiden. Beides mit dem Mais mischen und über die Salatblätter geben. Sauce darübergießen und mit Brunnenkresse und Schnittlauch bestreuen.

### Nährstoffkonto:

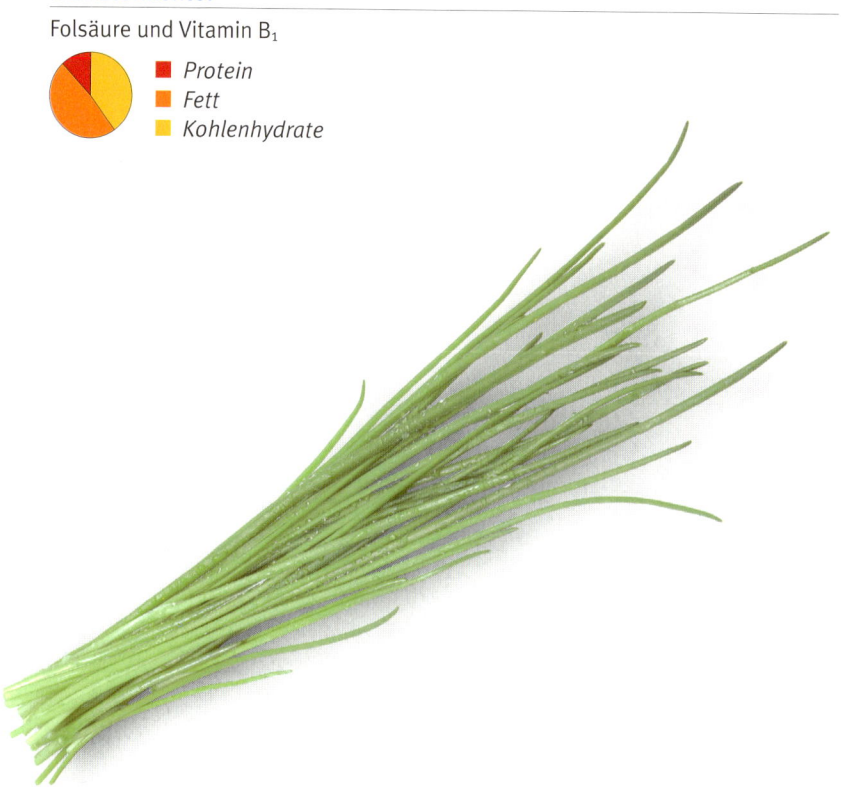

Folsäure und Vitamin $B_1$

- Protein
- Fett
- Kohlenhydrate

WARME UND KALTE KLEINIGKEITEN

Salate

# Steckrüben-Karotten-Salat
Die Steckrübe – ein zu Unrecht in Vergessenheit geratenes Gemüse.

- Aus Obstessig, Joghurt, 1 Messerspitze Salz, Pfeffer, Thymian und dem Öl ein Dressing anrühren. Steckrübe, Karotte und Apfel fein reiben, Porree in sehr feine Streifen schneiden, mit dem Dressing vermischen und abschmecken. Kürbiskerne fein hacken und darüberstreuen.

### Nährstoffkonto:
Kalzium, Magnesium, Vitamin $B_1$

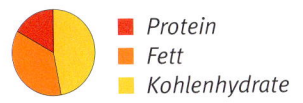

■ *Protein*
■ *Fett*
■ *Kohlenhydrate*

### Zutaten
| | |
|---|---|
| 1 TL | Obstessig |
| 60 g | Joghurt, min. 3,5 % Fett |
| | Salz ǀ Pfeffer, frisch gemahlen |
| | Thymian, gemahlen |
| 1 TL | Sonnenblumenöl |
| 50 g | Steckrübe |
| 50 g | Karotte |
| 60 g | Apfel |
| ½ | kleine Stange Porree |
| 1 EL | Kürbiskerne |

Leckeres für zwischendurch

## Fenchelfrischkost

Fenchel beruhigt Magen und Darm – gut, um ihn zwischendurch zu knabbern.

### Zutaten

| | |
|---|---|
| 1 TL | Curry |
| 1 TL | indische Gewürzmischung Garam Masala |
| 1 | kleines Stück Banane |
| 50 g | Joghurt, min. 3,5 % Fett |
| 5 g | Rosinen |
| | Salz |
| | Ingwer, frisch gerieben |
| 1 EL | Zitronensaft, frisch gepresst |
| 20 g | Radicchio |
| 100 g | Fenchel |
| 1 TL | Sesamöl |
| 1 TL | Sesam |
| 10 g | Kokosraspel |

▌ Curry und Garam Masala in einer Pfanne ohne Fett anrösten und auf einem Teller abkühlen lassen. Banane zerdrücken und mit den gerösteten Gewürzen und den Joghurt verrühren. Rosinen grob zerkleinern und zur Sauce geben.

▌ Dressing mit Salz, Ingwer, Sesamöl und Zitronensaft abschmecken. Radicchio in grobe und Fenchel in sehr feine Streifen schneiden. Mit der Currysauce vermengen und mit Sesam und Kokosraspeln garnieren.

### Nährstoffkonto:

Vitamin $B_1$, Kalzium und Folsäure

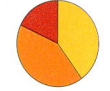

■ *Protein*
■ *Fett*
■ *Kohlenhydrate*

---

### INFO

#### Fenchel für Anfänger

Wenn die äußere Schicht der Fenchelknolle fasrig ist, schneiden Sie diese weg. Entfernen Sie die Stiele und halbieren Sie die Knolle. Schneiden Sie den Keil unten heraus. Hacken Sie die Blätter in Stücke und kochen Sie sie.

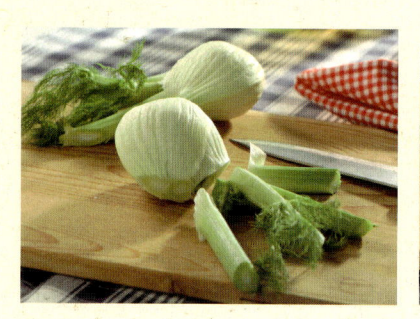

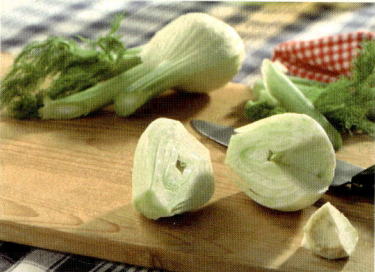

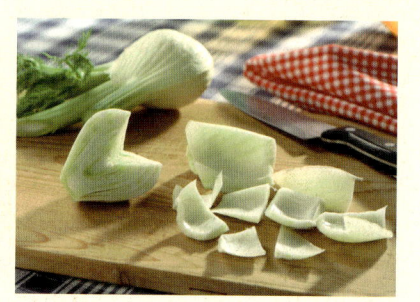

Salate

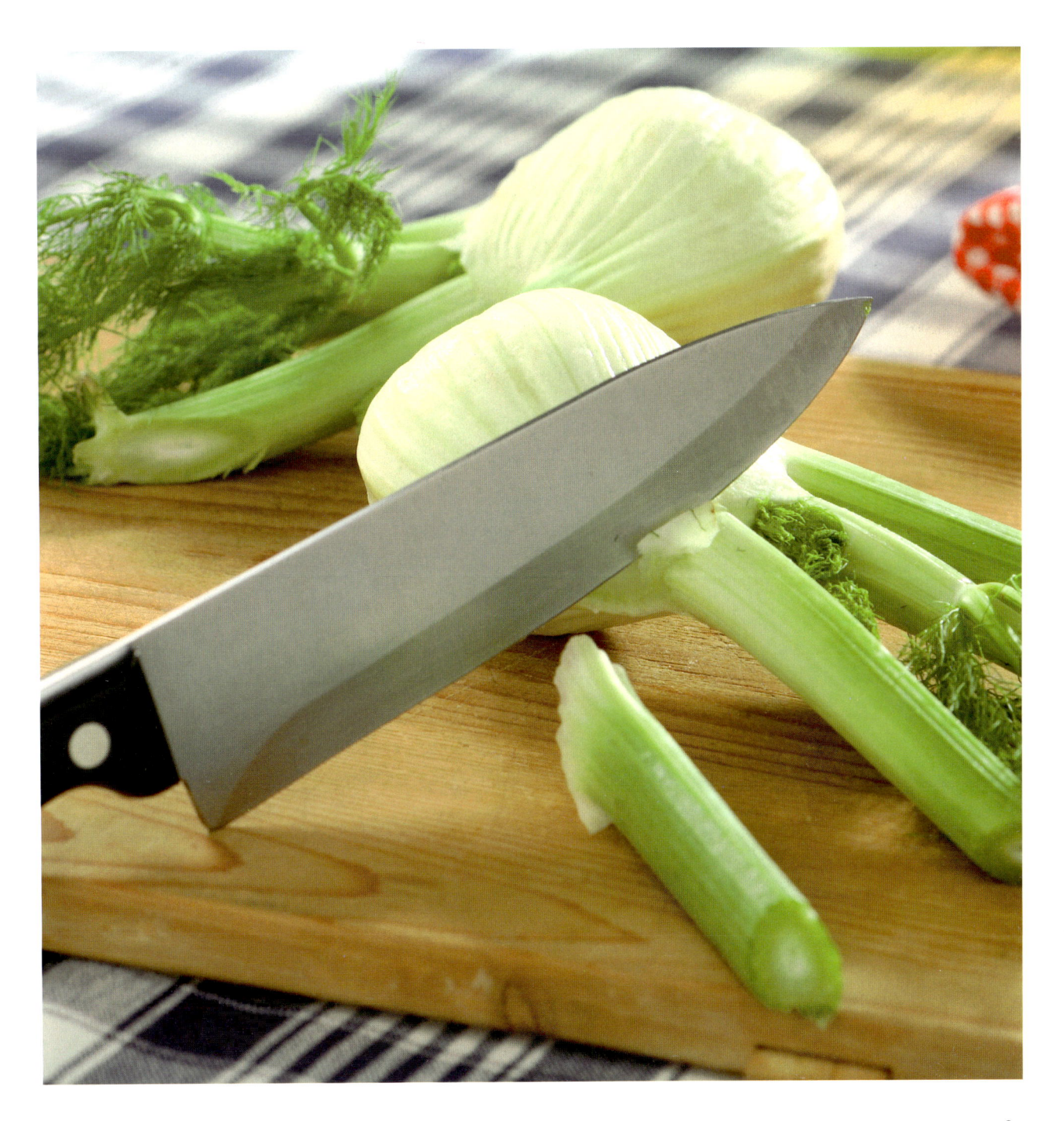

Leckeres für zwischendurch

# Hafer mit Gemüsestreifen
Dieses Gericht ist pure Nervennahrung.

### Zutaten

| | |
|---|---|
| 60 g | Hafer, ganzes Korn |
| 1 | Lorbeerblatt |
| 125 ml | Gemüsebrühe |
| 50 g | Karotte |
| 50 g | Knollensellerie |
| ½ | Stange Porree |
| 1 TL | Butter |
| 20 ml | Gemüsebrühe |
| 10 g | Walnüsse, gehackt |
| | Kräutersalz |
| | Curry |

- Hafer über Nacht mit dem Lorbeerblatt in Gemüsebrühe einweichen. Hafer in der Gemüsebrühe aufkochen und bei kleinster Hitze etwa 30 Minuten gar köcheln und nachquellen lassen. Karotten und Sellerie in feine Streifen und Porree in dünne Ringe schneiden.

- Karotten und Sellerie in Butter anschwitzen, Porree und Gemüsebrühe zugeben und Gemüse bissfest dünsten. Gemüse mit dem Hafer vermengen, mit Kräutersalz und Curry abschmecken und mit den Walnüssen garnieren.

*Info*
Hafer baut auf und beruhigt die Nerven, Walnüsse fördern die Hirntätigkeit. Wer Prüfungen hat oder gerade viel Stress, sollte dieses Gericht öfter kochen.

### Nährstoffkonto:
Kalzium, Eisen, Protein, Magnesium, Vitamin $B_1$ und $B_6$

- Protein
- Fett
- Kohlenhydrate

Getreide

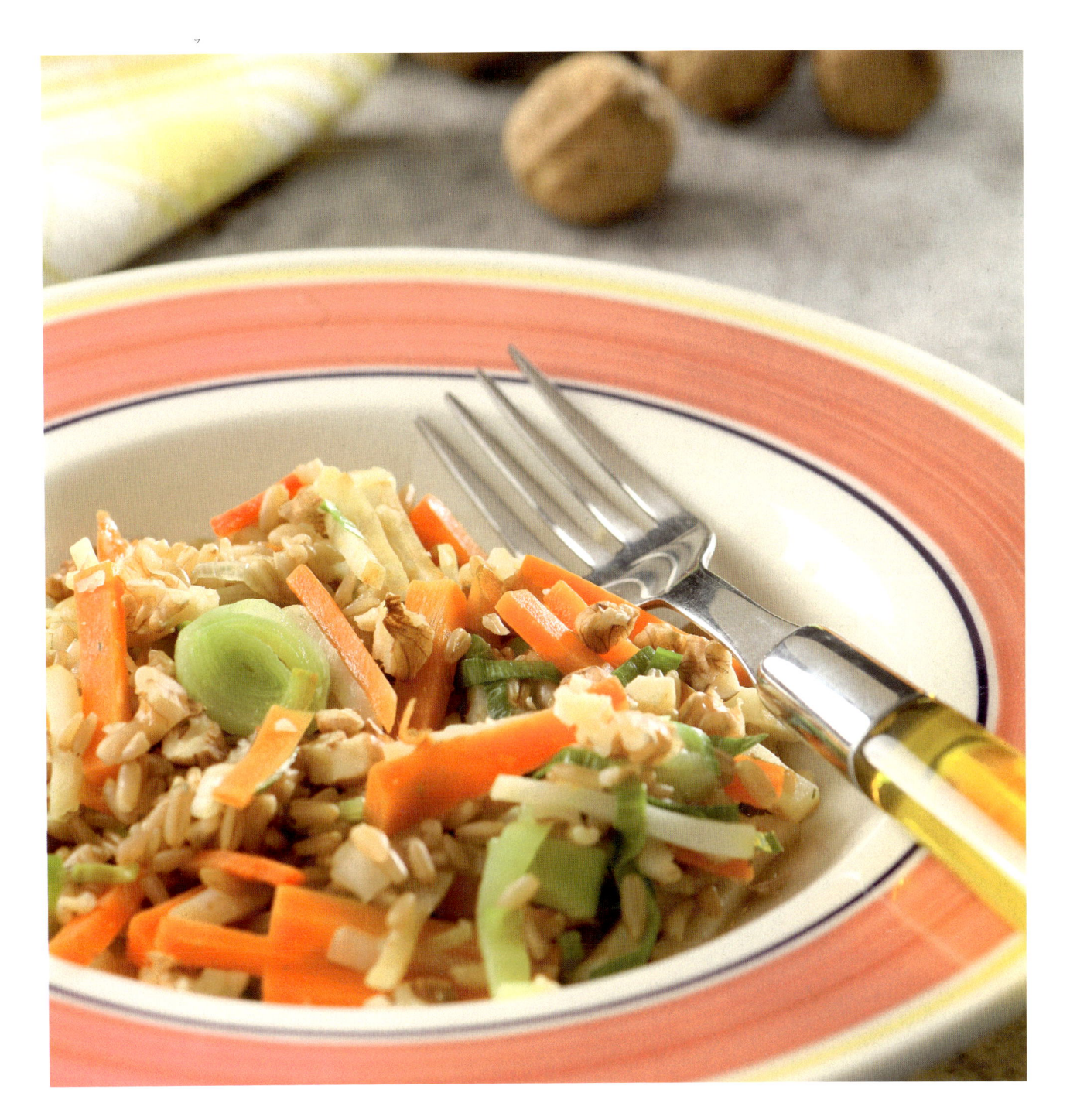

Leckeres für zwischendurch

# Chinakohlgemüse mit Aprikosen und Hirse

Tanken Sie Ihre Speicher auf – Hirse enthält viel wertvolles Eisen.

### Zutaten

| | |
|---|---|
| 50 g | Hirse |
| 100 g | Aprikosen |
| 1 | Zwiebel |
| 1 TL | Butter |
| 50 ml | Gemüsebrühe |
| | Kreuzkümmel, gemahlen |
| | Koriander, gemahlen |
| 100 g | Chinakohl |
| 80 g | Sojabohnensprossen |
| 25 g | saure Sahne, 10 % Fett |
| 1 EL | schwarzer Sesam |

- Hirse in ein feines Sieb geben und mit kochendem Wasser überbrühen. Anschließend mit kaltem Wasser abspülen. Mit der dreifachen Menge Wasser aufsetzen und etwa 20 Minuten gar kochen.

- Die Aprikosen abspülen und in Würfel schneiden. Zwiebel in Ringe schneiden, in etwas Butter andünsten und mit der Gemüsebrühe ablöschen. Die Hälfte der Aprikosenwürfel, Kreuzkümmel und Koriander zugeben und bei geschlossenem Deckel etwa 5 Minuten garen.

- Chinakohl in Streifen schneiden und zu dem Gemüse geben. Weitere 10 Minuten mitdünsten. Anschließend die restlichen Aprikosen und die Sojabohnensprossen hinzufügen und wenige Minuten mitgaren. Zum Schluss die saure Sahne unterrühren und das Gemüse abschmecken. Mit schwarzem Sesam bestreut zur Hirse servieren.

### Nährstoffkonto:

Folsäure, Kalzium, Eisen, Protein, Magnesium, Vitamin $B_1$ und $B_6$

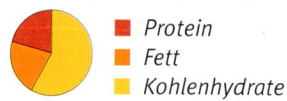

- Protein
- Fett
- Kohlenhydrate

---

**MEHR WISSEN**

### Kleine Warenkunde: Sojasprossen

Sojabohnensprossen können Sie frisch kaufen. Bitte achten Sie unbedingt auf die Haltbarkeit. Reste schmecken sehr gut auf Quarkbrot oder zu Rohkostsalaten. Um Sojabohnensprossen bekömmlicher zu machen, überbrühen Sie diese einfach mit heißem Wasser. Das vermindert die Blähstoffe und tötet evtl. Keime. Wollen Sie die Sprossen selbst ziehen, benötigen Sie für dieses Rezept 30 g Bohnen, die zwei bis drei Tage keimen sollten.

Getreide

## Zitronenkartoffeln
Ein schönes Kartoffelgericht mit der mediterranen Note.

- Kartoffeln abspülen, kräftig abbürsten und in grobe Stifte schneiden. Zwiebel würfeln und Knoblauch fein hacken. Olivenöl erhitzen und zuerst die Kartoffeln, dann Zwiebel und Knoblauch darin anbraten.

- Etwas Salz, Pfeffer, Rosmarinnadeln und Zitronenschale zu den Kartoffeln geben. Mit der Gemüsebrühe auffüllen. Bei geschlossenem Deckel Kartoffeln etwa 10 bis 15 Minuten gar ziehen lassen. Vor dem Servieren Zitronensaft zugeben.

*Tipp*
Wenn Sie von diesem Gericht die doppelte Menge zubereiten, ist es ein Mittagessen. Ansonsten passt ein Salat, so kommen Sie auf eine vollwertige Hauptmahlzeit.

### Zutaten
| | |
|---|---|
| 200 g | Kartoffeln |
| ¼ | Zwiebel |
| 1 | Knoblauchzehe |
| 1 TL | Olivenöl |
| | Salz / Pfeffer, frisch gemahlen |
| | Rosmarinnadeln |
| | Zitronenschale, unbehandelt |
| 1 EL | Zitronensaft, frisch gepresst |
| 50 ml | Gemüsebrühe |

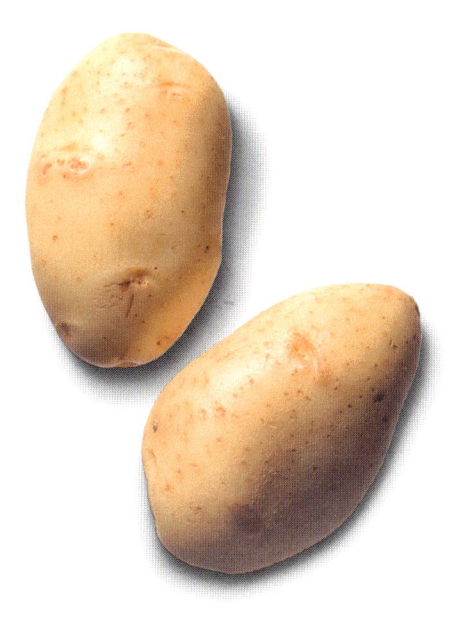

### Nährstoffkonto:
Kalium, Vitamin $B_1$, $B_6$ und Kohlenhydrate

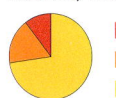

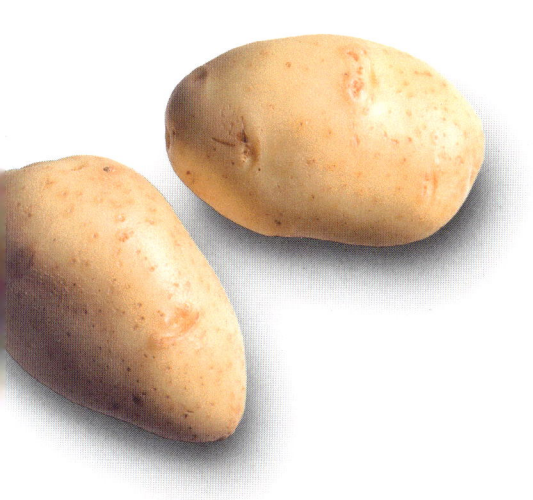

- Protein
- Fett
- Kohlenhydrate

Leckeres für zwischendurch

## Zucchinipuffer

Vollwertig lecker mit selbst gemachtem Kräuterrahm.

### Zutaten

| | |
|---|---|
| 30 g | Dinkelvollkornmehl |
| 25 ml | Vollmilch |
| 1 | Ei |
| ¼ | Zwiebel |
| 100 g | Zucchini |
| 1 EL | Sonnenblumenkerne |
| | Salz |
| | Basilikum |
| 1 EL | Butterschmalz |
| 50 g | Joghurt, min. 3,5 % Fett |
| 1 EL | frische Kräuter, gehackt |
| | Kräutersalz |
| 1 EL | Zitronensaft, frisch gepresst |
| 25 ml | Sahne |

▪ Aus Mehl, Milch und dem Ei einen Teig anrühren. Zwiebel fein hacken, Zucchini grob raffeln, Sonnenblumenkerne grob hacken, alles zum Teig geben und mit Salz und Basilikum würzen.

▪ In heißem Butterschmalz kleine Pfannkuchen auf beiden Seiten knusprig ausbacken. Für den Kräuterrahm Joghurt mit den Kräutern, Kräutersalz und Zitronensaft abschmecken. Schlagsahne steif schlagen und unterheben. Kräuterrahm zu den Puffern servieren.

*Tipp*

Statt Zucchini lassen sich auch Karotten und Sellerie gut zu Puffern verarbeiten. Dinkel hat einen leicht nussigen Geschmack und der Teig wird feiner und luftiger.

### Nährstoffkonto:

Kalzium, Magnesium, Eisen, Protein, Vitamin $B_1$

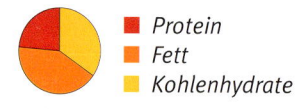

- Protein
- Fett
- Kohlenhydrate

Gemüse

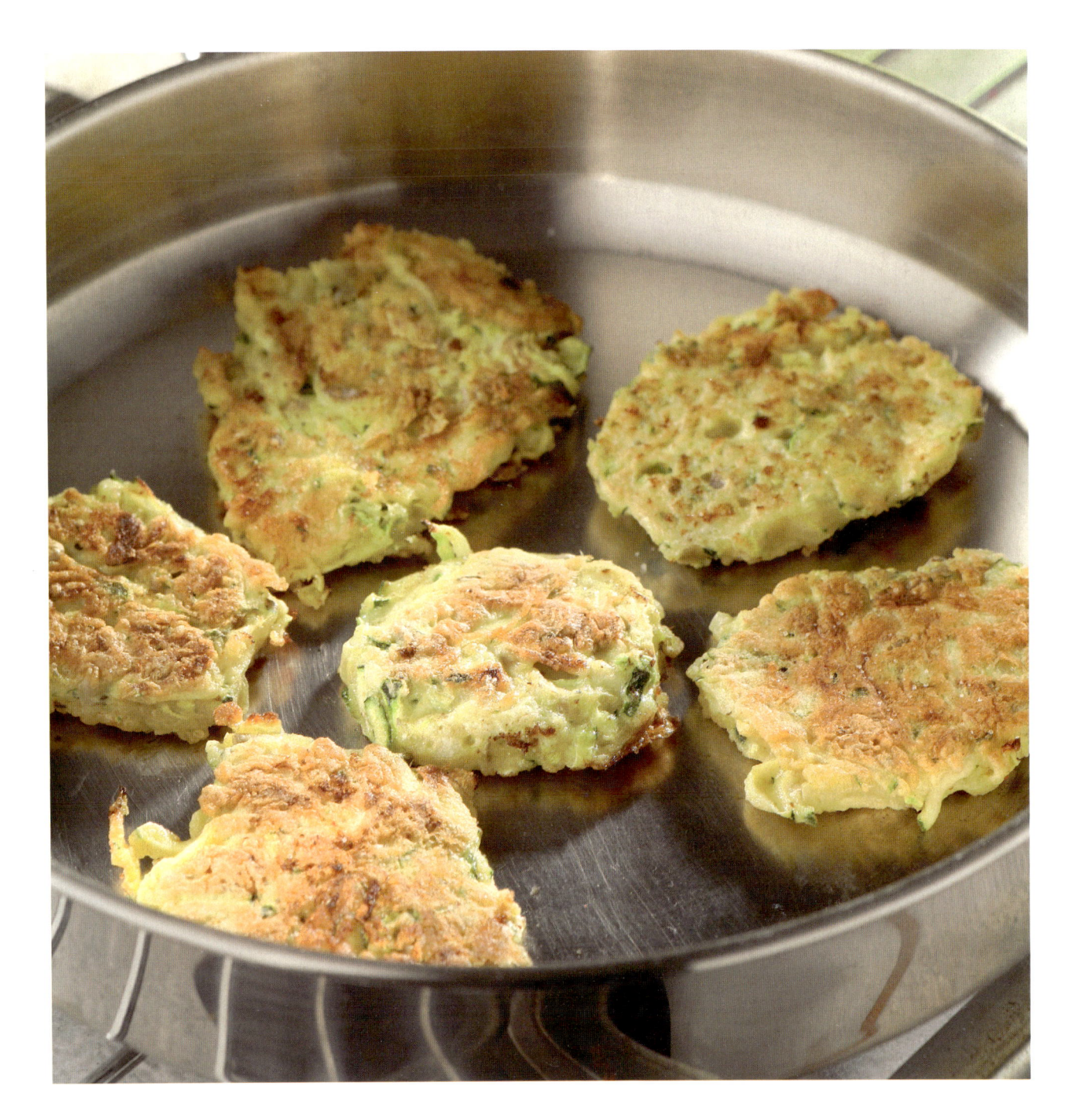

Leckeres für zwischendurch

## Gemüsefingerfood mit Dip

Perfekt als kleine Zwischenmahlzeit, holt Sie aus Tiefpunkten heraus und regt den Stoffwechsel an.

### Zutaten

| | |
|---|---|
| 50 g | Kohlrabi |
| 50 g | Karotten |
| 25 g | Radieschen |
| 20 g | Zuckererbsen |
| 30 g | Hüttenkäse |
| 25 g | saure Sahne, 20 % Fett |
| | Honig |
| | Salz\|Pfeffer, frisch gemahlen |
| 1 EL | Schnittlauchröllchen |
| | etwas Zitronensaft |

▪ Gemüse abspülen und putzen. Kohlrabi und Karotten in große Stifte schneiden, Radieschen halbieren und einen Zahnstocher hineinstecken. Von den Zuckerschoten die Stiele entfernen. Hüttenkäse mit den restlichen Zutaten verrühren. Gemüsestücke mit dem Dip auf einem Teller anrichten und als Fingerfood essen.

### Nährstoffkonto:

Kalzium, Protein

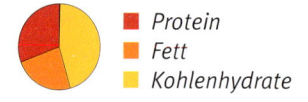

- *Protein*
- *Fett*
- *Kohlenhydrate*

## Himbeershake

Eine echte Nährstoffbombe – Sanddorn ist extrem reich an Vitamin C.

### Zutaten

| | |
|---|---|
| 1 | Banane |
| 100 g | Himbeeren |
| 200 ml | Buttermilch |
| 1 EL | Sanddornsaft |
| ½ EL | Honig |
| ½ EL | Sonnenblumenkerne, angeröstet |

▪ Banane und Himbeeren mit Sanddornsaft und Honig pürieren. Mit Buttermilch auffüllen und mixen. Die Sonnenblumenkerne in einer Pfanne ohne Fett kurz anrösten, grob hacken und über den Shake streuen. Gut gekühlt schmeckt dieser Shake am besten.

### Nährstoffkonto:

Kalzium, Protein, Magnesium, Vitamin $B_1$ und C

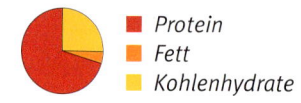

- *Protein*
- *Fett*
- *Kohlenhydrate*

Drinks

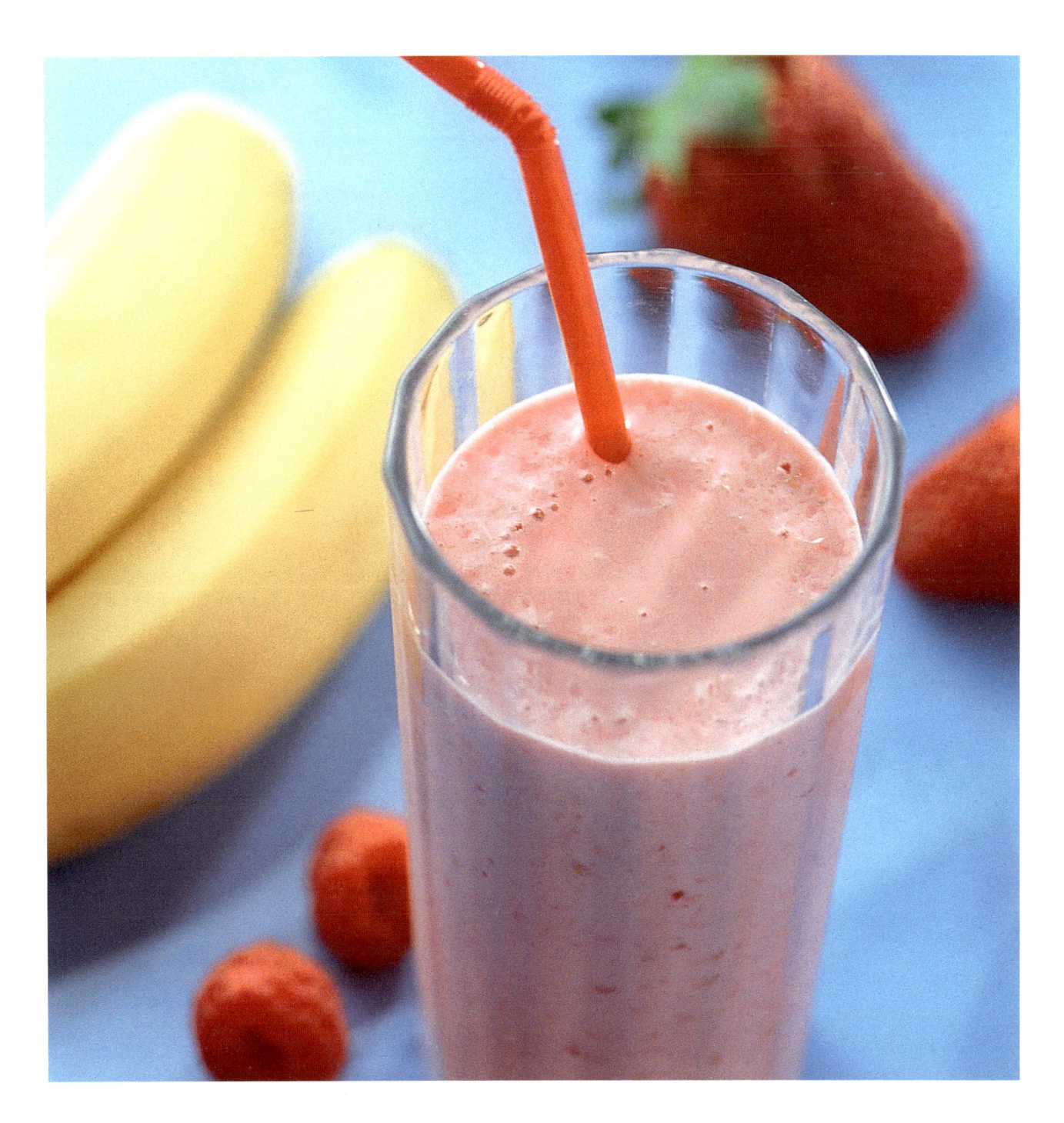

Leckeres für zwischendurch

# Gemüsesuppe mit Hafer

Die leckere Gemüsesuppe eignet sich prima als kleines Abendessen.

### Zutaten

| | |
|---|---|
| ½ | kleine Karotte |
| ½ | kleine Stange Porree |
| ½ | Zwiebel |
| 1 | Tomate |
| ½ | Zucchini |
| 1 TL | Butter |
| | Paprikapulver |
| 1 EL | Haferflocken |
| 200 ml | Gemüsebrühe |
| | Salz |
| 1 TL | Kräuteressig |
| 1 EL | Zitronensaft, frisch gepresst |
| 1 | Zitronenscheibe |
| 1 EL | saure Sahne, 10 % Fett |
| 1 TL | frische Kräuter, gehackt |
| 1 | Scheibe Vollkornbrot |
| 30 g | Bergkäse |

- Karotte in Streifen, Porree und Zwiebel in Ringe, Tomaten und Zucchini in Würfel schneiden. Zwiebel in Butter anschwitzen, etwas Paprikapulver und Haferflocken zugeben, mit anschwitzen. Mit der Gemüsebrühe ablöschen, aufkochen, übriges Gemüse zugeben und etwa 5 Minuten garen.

- 1 Prise Salz und Kräuteressig zugeben, säuerlich mit etwas Zitronensaft abschmecken. Mit Zitronenscheibe, saurer Sahne und gehackten Kräutern garnieren. Das Vollkornbrot mit dem Bergkäse belegen, eventuell im Backofen kurz überbacken.

### Nährstoffkonto:

Kalzium, Protein, Vitamin $B_1$ und Kohlenhydrate

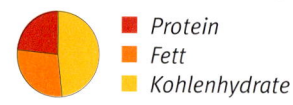

- *Protein*
- *Fett*
- *Kohlenhydrate*

Suppen

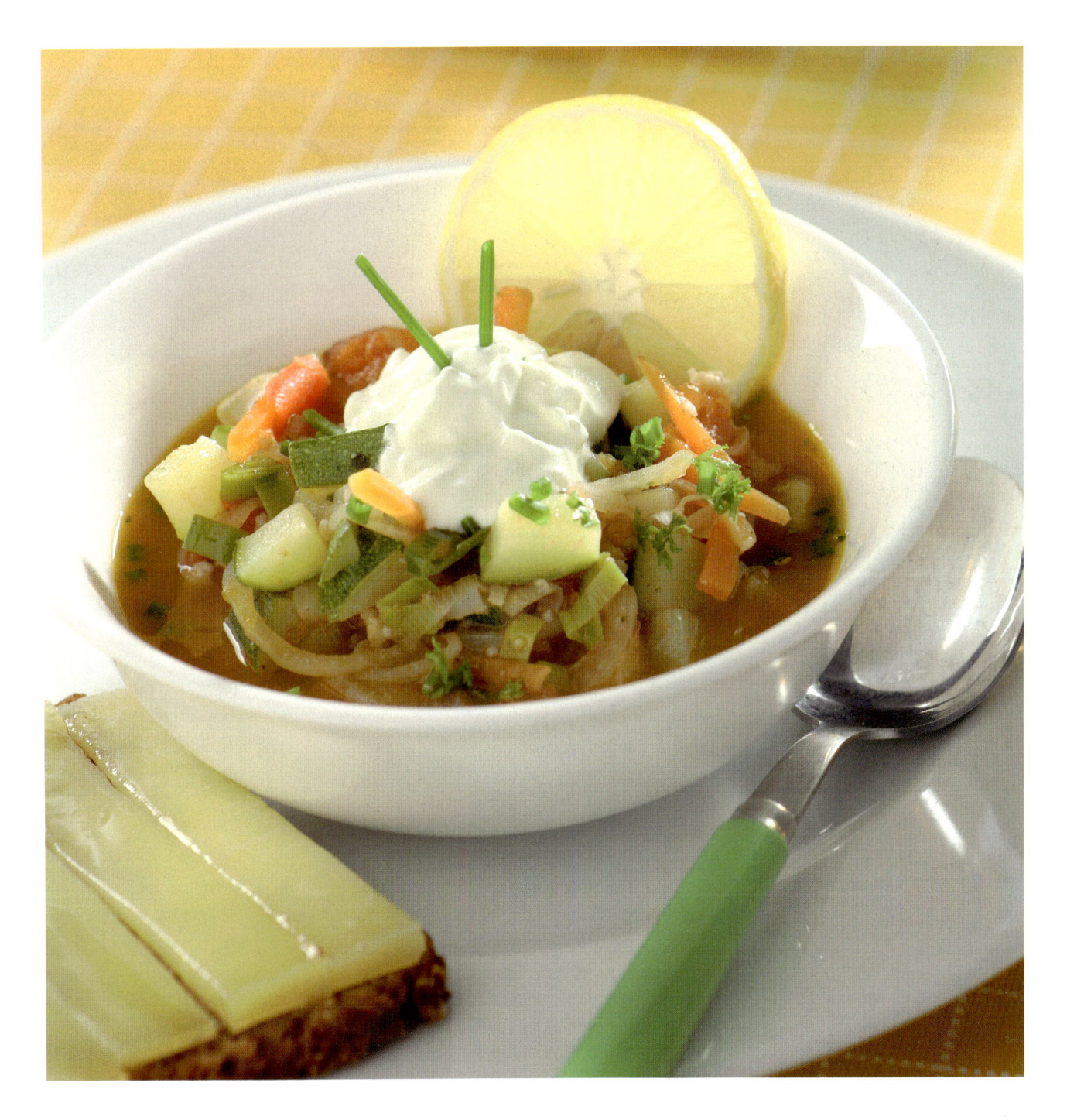

Leckeres für zwischendurch

## Rote-Bete-Suppe

### Zutaten

| | |
|---|---|
| 150 g | Rote Bete |
| 1 | große Zwiebel |
| 1 TL | Butter |
| 1 EL | Weizenvollkornmehl |
| 250 ml | Gemüsebrühe |
| 20 g | Schmand, 40 % Fett |
| | Salz | Pfeffer, frisch gemahlen |
| | Muskatnuss, frisch gerieben |
| | Ingwer, frisch gerieben |
| 1 EL | Mandelblättchen |
| 1 EL | frische Kräuter |

- Rote Bete abspülen, mit einer Gemüsebürste putzen, eventuell schälen und dann grob würfeln. Zwiebel in feine Würfel schneiden und in Butter anschwitzen, Rote Bete zugeben und mitdünsten. Mit Mehl bestäuben, Gemüsebrühe dazugießen und unter Rühren aufkochen lassen. Auf kleiner Flamme garen lassen.

- Die Hälfte des Schmands zugeben und die Suppe pürieren. Mit den Gewürzen abschmecken und mit dem Rest Schmand, Mandelblättchen und den Kräutern garniert servieren.

### Nährstoffkonto:

Folsäure, Kalzium und Magnesium

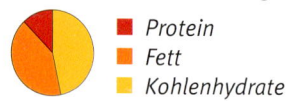

- *Protein*
- *Fett*
- *Kohlenhydrate*

## Brokkolisuppe

### Zutaten

| | |
|---|---|
| 1 ½ | Zwiebeln |
| 125 g | Brokkoli |
| ½ | Kartoffel |
| 1 TL | Butter |
| 125 ml | Gemüsebrühe |
| 1 EL | Reismehl |
| 1 EL | Sahne |
| | Salz |
| | Muskatnuss, frisch gerieben |
| | Cayennepfeffer |
| | Liebstöckel, frisch gehackt |
| 1 EL | Mandeln, gemahlen |

- Zwiebeln fein würfeln, Brokkoli in Röschen teilen, den Strunk schälen und fein würfeln. Kartoffel würfeln. Zwiebel in Butter glasig dünsten, Brokkoli und Kartoffel zugeben und mit der Gemüsebrühe aufgießen. Gemüse gar dünsten und pürieren.

- Reismehl und Sahne einrühren und Suppe nochmals 2 bis 3 Minuten köcheln lassen. Mit Salz, Muskat, einer kleinen Prise Cayennepfeffer und Liebstöckel abschmecken. Mandeln in einer Pfanne ohne Fett anrösten und über die Suppe streuen.

### Nährstoffkonto:

Kalzium, Protein, Magnesium, Vitamin $B_1$, $B_6$ und Kalium

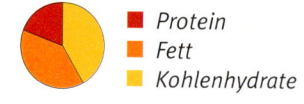

- *Protein*
- *Fett*
- *Kohlenhydrate*

Suppen

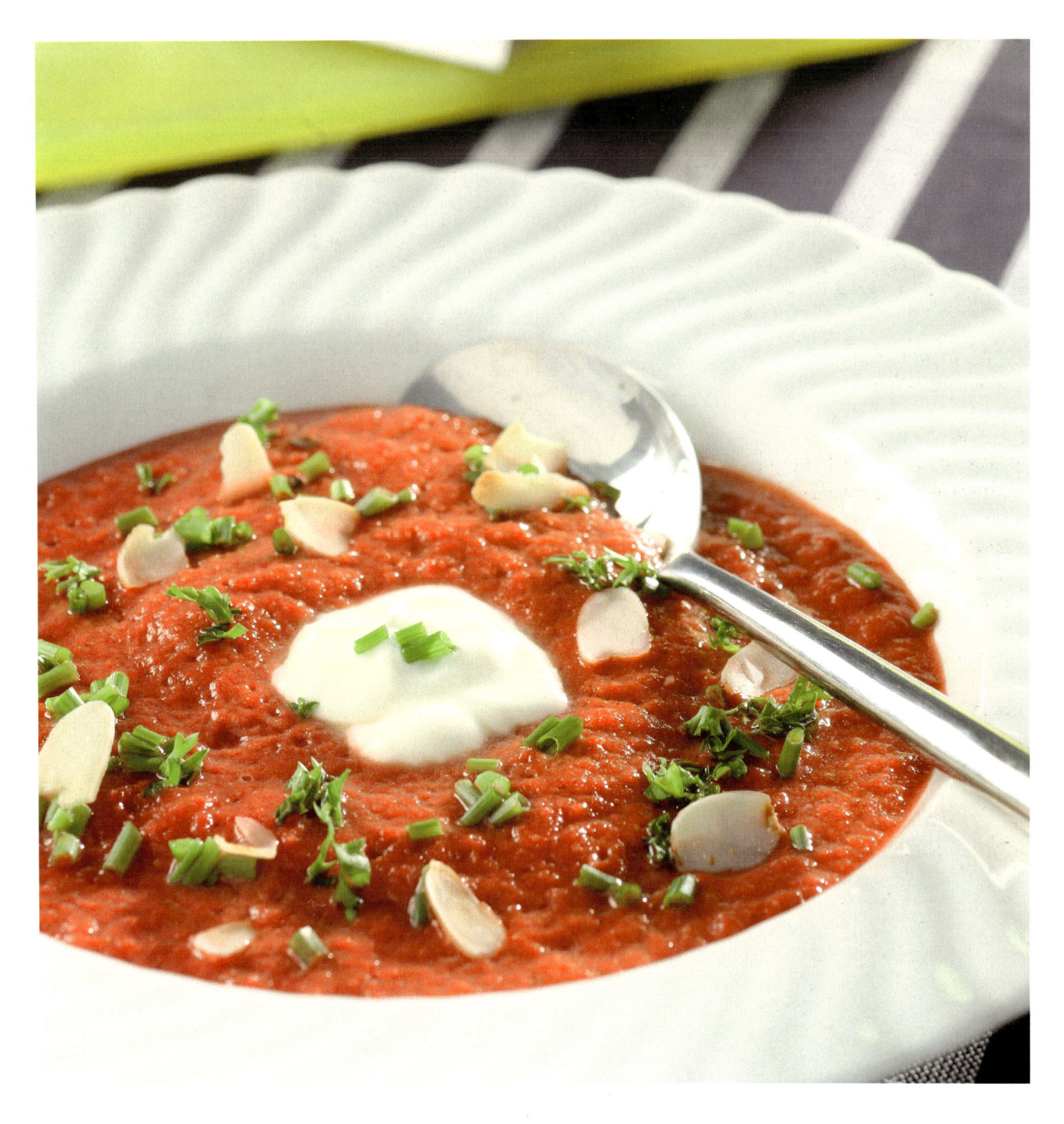

Leckeres für zwischendurch

## Kürbissuppe mit Orangenfilets

Eine wärmende Suppe für die ersten kalten Tage im Herbst.

### Zutaten

| | | |
|---|---|---|
| 250 g | | Kürbis (Hokkaido) |
| 50 g | | Kartoffeln |
| ½ | TL | Salz |
| 1 | Msp. | Curry |
| 1 | Pr. | Zimt |
| 1 | | Orange |
| 30 g | | Sahne |
| 1 | | Baguettebrötchen |

▎ Kürbis abspülen, zerteilen, gegebenenfalls schälen und die Kerne entfernen. Fruchtfleisch in Stücke schneiden. Kartoffel schälen und würfeln. Kürbis- und Kartoffelstücke in 250 ml Wasser geben und etwa 30 Minuten weich kochen. Mit Salz, Curry und Zimt würzen.

▎ Die Suppe pürieren. Orange filetieren und die Filets halbieren. Zu der Suppe geben. Die Sahne schlagen und die Suppe damit verziert servieren. Dazu gibt es ein Baguettebrötchen.

*Tipp*

Verwenden Sie für diese Suppe den cremig schmeckenden Hokkaidokürbis. Da können Sie die Schale mitkochen.

### Nährstoffkonto:

Folsäure, Kalzium, Magnesium, Vitamin $B_1$, $B_6$ und Kohlenhydrate

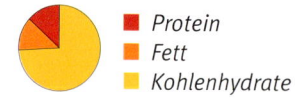

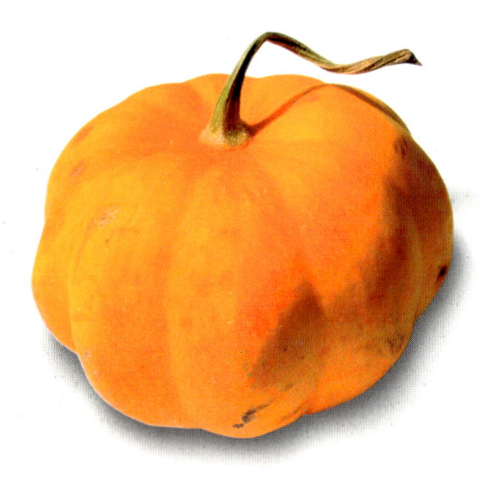

- Protein
- Fett
- Kohlenhydrate

WARME UND KALTE KLEINIGKEITEN

Suppen

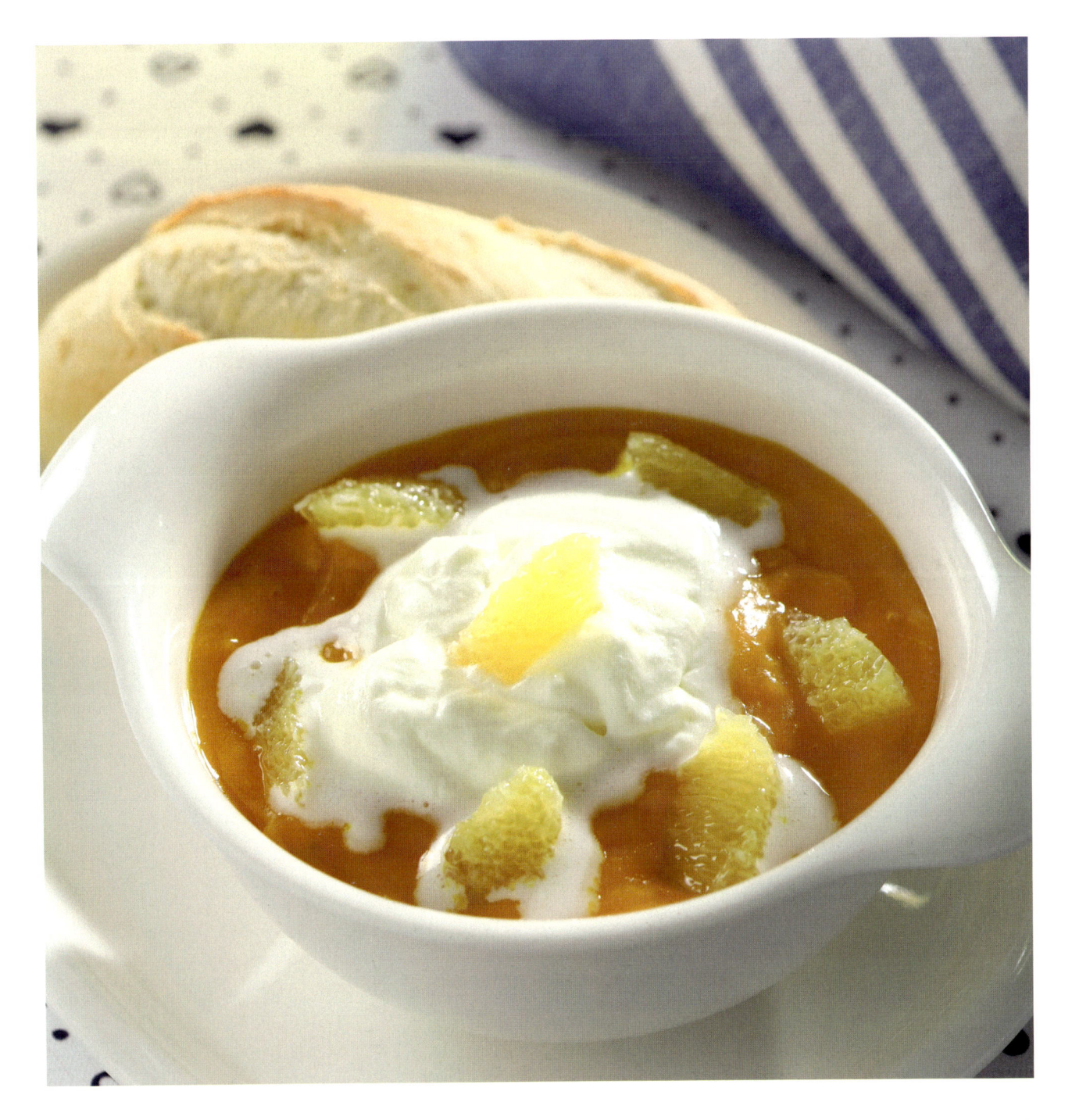

Leckeres für zwischendurch

## Hirsesuppe

### Zutaten

| | |
|---|---|
| ½ | Zwiebel |
| 1 TL | Butter |
| 1 | Msp. Curry |
| 1 EL | Hirsemehl |
| 200 ml | Gemüsebrühe |
| ½ | rote Paprikaschote |
| 1 EL | Sahne |
| | Salz | Pfeffer, frisch gemahlen |
| 1 TL | Petersilie, gehackt |

- Zwiebel würfeln, in Butter anschwitzen, mit Curry und Hirsemehl bestäuben und leicht anrösten. Die kalte Gemüsebrühe unter ständigem Rühren zugeben und Suppe etwa 5 Minuten köcheln lassen. Paprikaschote entkernen und roh fein pürieren.

- Sahne steif schlagen. Paprikamus in die Suppe einrühren, heiß werden lassen. Mit Salz und Pfeffer abschmecken und die Sahne unterziehen. Mit Petersilie garniert servieren.

### Nährstoffkonto:
Vitamin C und Kalium

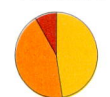

- Protein
- Fett
- Kohlenhydrate

## Karottensüppchen

### Zutaten

| | |
|---|---|
| 1 | Zwiebel |
| | Ingwer, gehackt |
| 1 TL | Butter |
| 125 g | Karotten |
| 125 ml | Gemüsebrühe |
| 25 g | Sahne |
| 1 | Scheibe Vollkornbrot |
| | Salz | Pfeffer, frisch gemahlen |
| | Zucker |
| 1 EL | Schnittlauchröllchen |

- Zwiebel in kleine Würfel schneiden und zusammen mit dem Ingwer in der Butter andünsten. Karotten putzen, klein schneiden und zu den Zwiebeln geben, kurz mitschmoren und dann mit der Gemüsebrühe auffüllen. Suppe etwa 15 bis 20 Minuten köcheln lassen, bis die Karotten weich sind.

- Suppe im Mixer oder mit dem Pürierstab pürieren und die Sahne unterziehen. Nach Geschmack mit Salz, Pfeffer und etwas Zucker abschmecken. Vor dem Servieren mit Schnittlauchröllchen bestreuen und eine Scheibe Vollkornbrot dazu reichen.

**Tipp:** Statt Karotten können Sie dieses Rezept auch einmal mit Pastinaken zubereiten.

### Nährstoffkonto:
Vitamin B₁, A, Kohlenhydrate

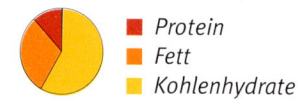

- Protein
- Fett
- Kohlenhydrate

# Rote-Linsen-Suppe

Rote Linsen sind die unkompliziertesten Hülsenfrüchte: im Nu gar und cremig fein.

- Zwiebel, Kartoffel, Karotte, Knollensellerie und die Hälfte des Porrees abspülen, putzen, klein schneiden und in Butterschmalz andünsten. Linsen und Gemüsebrühe zugeben und etwa 15 Minuten köcheln lassen, bis das Gemüse gar ist. Suppe pürieren und mit Salz und Pfeffer abschmecken.

- Den restlichen Porree längs in feine Streifen schneiden, in etwas Gemüsebrühe bissfest kochen und als Einlage in die Suppe geben. Mit fein gehacktem Kerbel bestreuen. Bei getrocknetem Kerbel diesen 5 Minuten mitköcheln lassen.

### Zutaten

| | |
|---|---|
| ½ | Zwiebel |
| ½ | Kartoffel |
| ½ | Karotte |
| 30 g | Knollensellerie |
| ½ | Stange Porree |
| 1 TL | Butterschmalz |
| 30 g | rote Linsen |
| 250 ml | Gemüsebrühe |
| | Salz ǀ Pfeffer, frisch gemahlen |
| | Kerbel, frisch oder getrocknet |

### Nährstoffkonto:

Protein, Kalium, Vitamin $B_1$, $B_6$ und Vitamin K

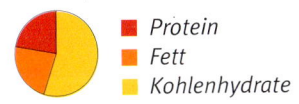

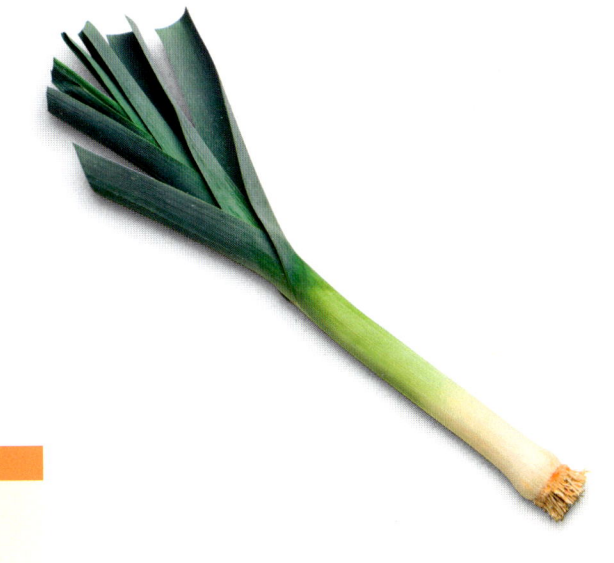

- *Protein*
- *Fett*
- *Kohlenhydrate*

### MEHR WISSEN

#### Kleine Warenkunde: Rote Linsen

Rote Linsen sind schon geschält und deswegen sehr schnell gar. Man muss sie nicht einweichen und sie eignen sich für viele Gerichte, wo sie ganz spontan hinzugefügt werden können. Aufgrund ihres hohen Eiweißgehalts erhöhen sie so die biologische Wertigkeit der jeweiligen Speise.

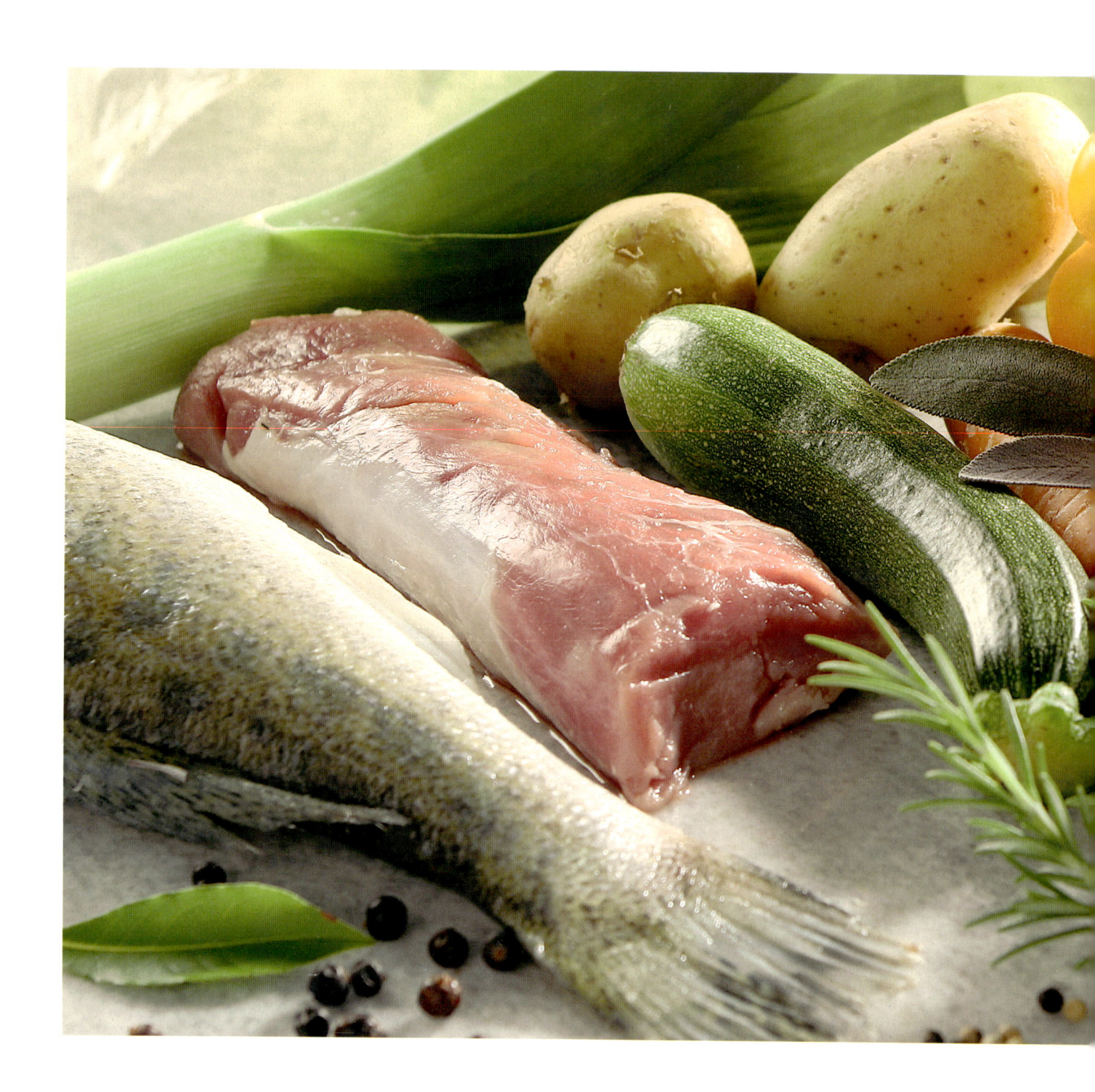

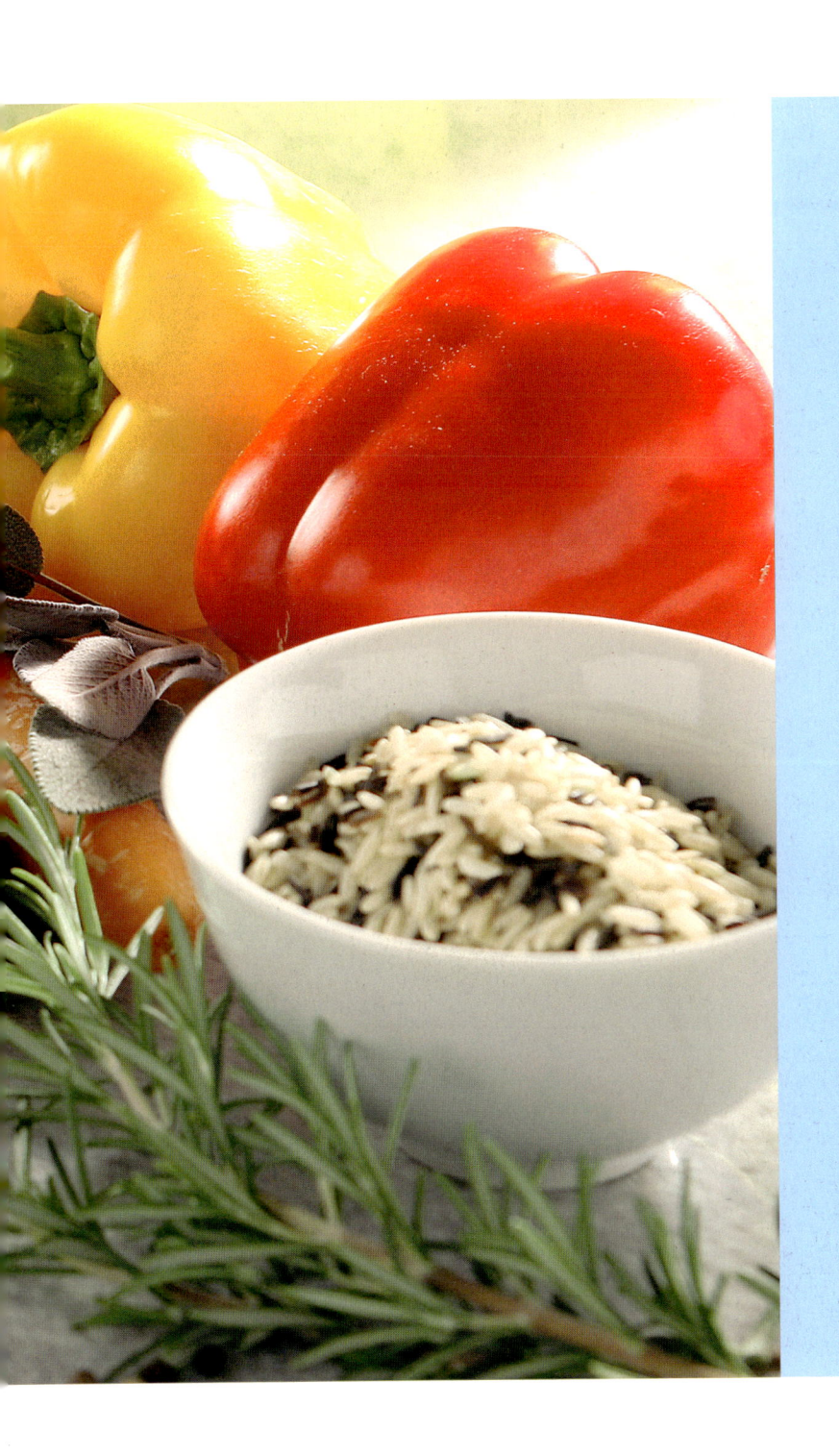

# Warme Hauptgerichte

Für den großen Hunger

# Fisch in Kräutersauce

Leicht verdaulich, belastet Fisch die Verdauung nur wenig – garantiert ohne Völlegefühl.

### Zutaten

| | |
|---|---|
| 200 g | Seelachsfilet |
| ½ EL | Zitronensaft, frisch gepresst |
| 1 | Zwiebel |
| 100 g | Porree |
| 1 EL | Olivenöl |
| 1 EL | Kresse |
| 2 EL | Petersilie, gehackt |
| 1 EL | Schnittlauchröllchen |
| | Dill |
| | Estragon |
| | Salz\|Pfeffer, frisch gemahlen |
| 40 ml | saure Sahne (20 % Fett) |
| 100 g | Tomaten |
| 200 g | Kartoffeln |

▪ Das Fischfilet unter fließendem Wasser abspülen, trocken tupfen, salzen und mit Zitronensaft beträufeln. Zwiebel würfeln und Porree in Ringe schneiden, beides in Öl andünsten. Kresse hacken und die Kräuter mit saurer Sahne verrühren und mit Salz und Pfeffer abschmecken. Tomaten in Scheiben schneiden.

▪ Auflaufform mit der Hälfte der Zwiebel-Porree-Masse füllen. Tomatenscheiben darauflegen und dann den Fisch darauf schichten. Restliche Zwiebelmasse und abschließend die Kräutersahne darüber verteilen. Im vorgeheizten Backofen bei 200 Grad (Umluft 180 Grad) 35 bis 40 Minuten backen. In der Zwischenzeit die Kartoffeln in der Schale kochen.

*Info*
Fisch ist ein optimaler Jod- und Proteinlieferant.

### Nährstoffkonto:

Jod, Protein, Kalzium, Magnesium, Vitamin $B_1$, $B_6$

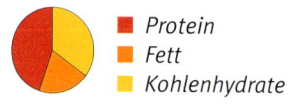

- *Protein*
- *Fett*
- *Kohlenhydrate*

Fisch

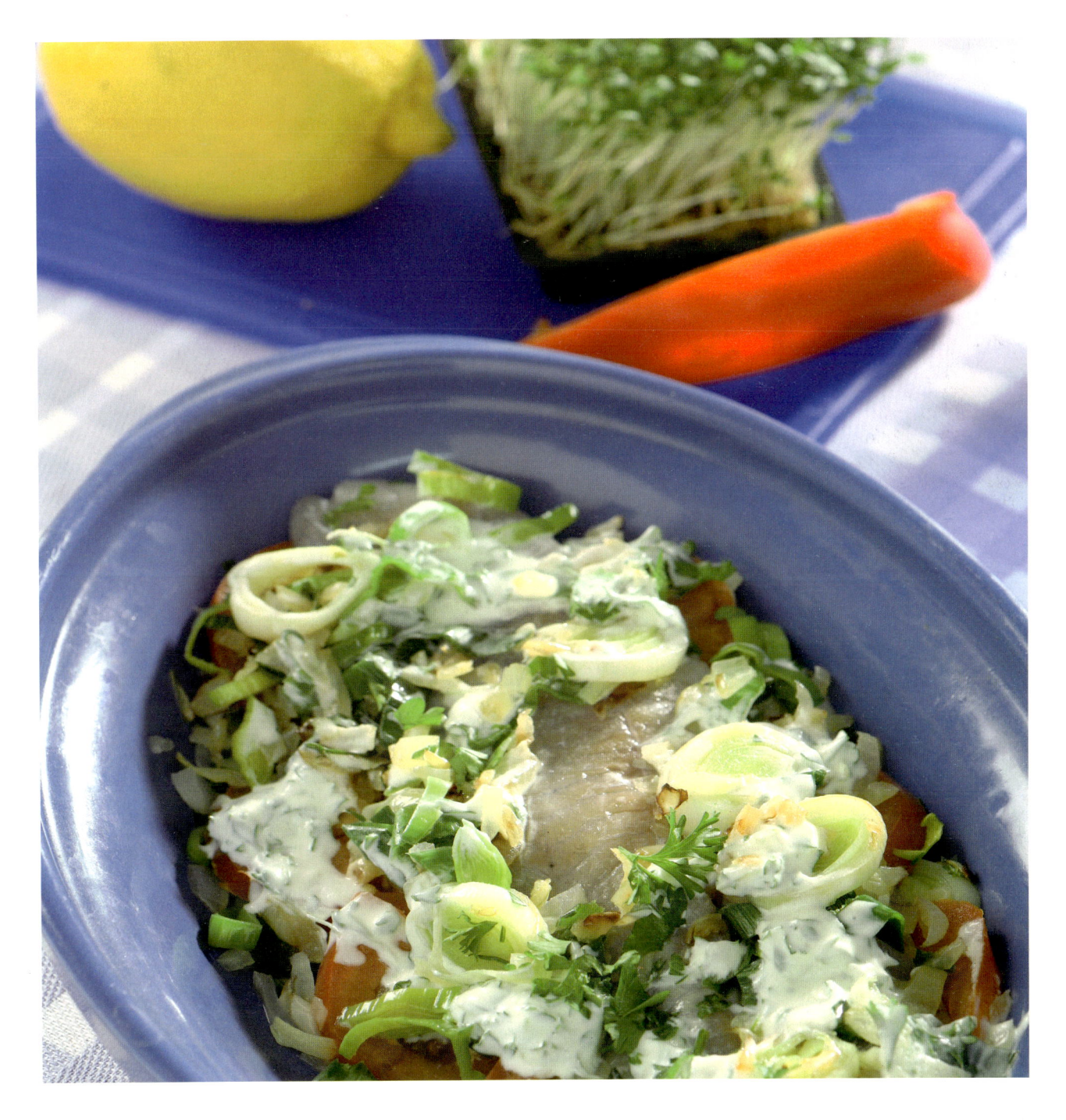

Für den großen Hunger

# Bunter Fischtopf

### Zutaten

| | | |
|---|---|---|
| 1 | | Zwiebel |
| | | etwas Knoblauch |
| 100 g | | Tomaten |
| 1 | | kleine Paprikaschote (rot oder grün) |
| 100 g | | Kartoffeln |
| | | Salz | Pfeffer, frisch gemahlen |
| 1 EL | | Petersilie, gehackt |
| 1 EL | | Olivenöl |
| 200 g | | Seelachsfilet |
| | | frischer Zitronensaft |
| 1 | | Lorbeerblatt |
| 25 ml | | Gemüsebrühe |

- Zwiebeln und Knoblauch in dünne Scheiben, Tomaten in grobe Würfel und Paprikaschote in Streifen schneiden. Kartoffeln als Pellkartoffeln garen und anschließend pellen. In dicke Scheiben schneiden. Das Gemüse mit Salz, Pfeffer, Petersilie und Öl in einer Schüssel vermischen.

- Das Fischfilet unter fließendem Wasser abspülen, trocken tupfen, salzen, mit Zitronensaft beträufeln und in etwa 5 cm große Stücke schneiden. Zuerst eine Hälfte des Gemüses, dann Fischstücke und das übrige Gemüse in eine Auflaufform mit Deckel schichten.

- Mit dem Lorbeerblatt, 2 Esslöffeln Wasser und der Brühe aufgießen. Samt Deckel im vorgeheizten Backofen bei 220 Grad (Umluft 200 Grad) erst 30 bis 40 Minuten, dann bei 175 Grad weitere 10 Minuten garen. Mit Petersilie bestreut servieren.

*Info*

Fisch ist ein optimaler Jod- und Proteinlieferant. Leicht verdaulich und belastet deshalb die Verdauung nur wenig. Völlegefühl ade!

### Nährstoffkonto:

Jod, Protein, Magnesium, Vitamin $B_6$ und $B_{12}$

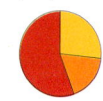

- *Protein*
- *Fett*
- *Kohlenhydrate*

### MEHR WISSEN

#### So gesund ist Fisch

Fisch liefert hochwertiges Protein zum Muskelerhalt und -aufbau sowie Jod für eine gute Schilddrüsenfunktion. Eine geregelte Schilddrüsenfunktion trägt maßgeblich zu einem normal funktionierenden Stoffwechsel (Energieumsatz) und damit zum Wohlbefinden bei.

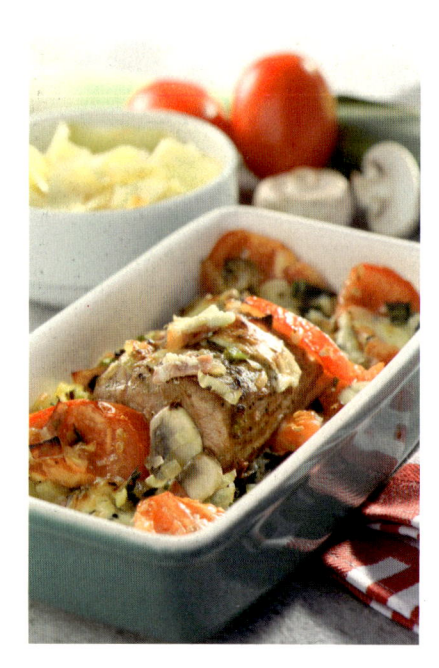

Fisch

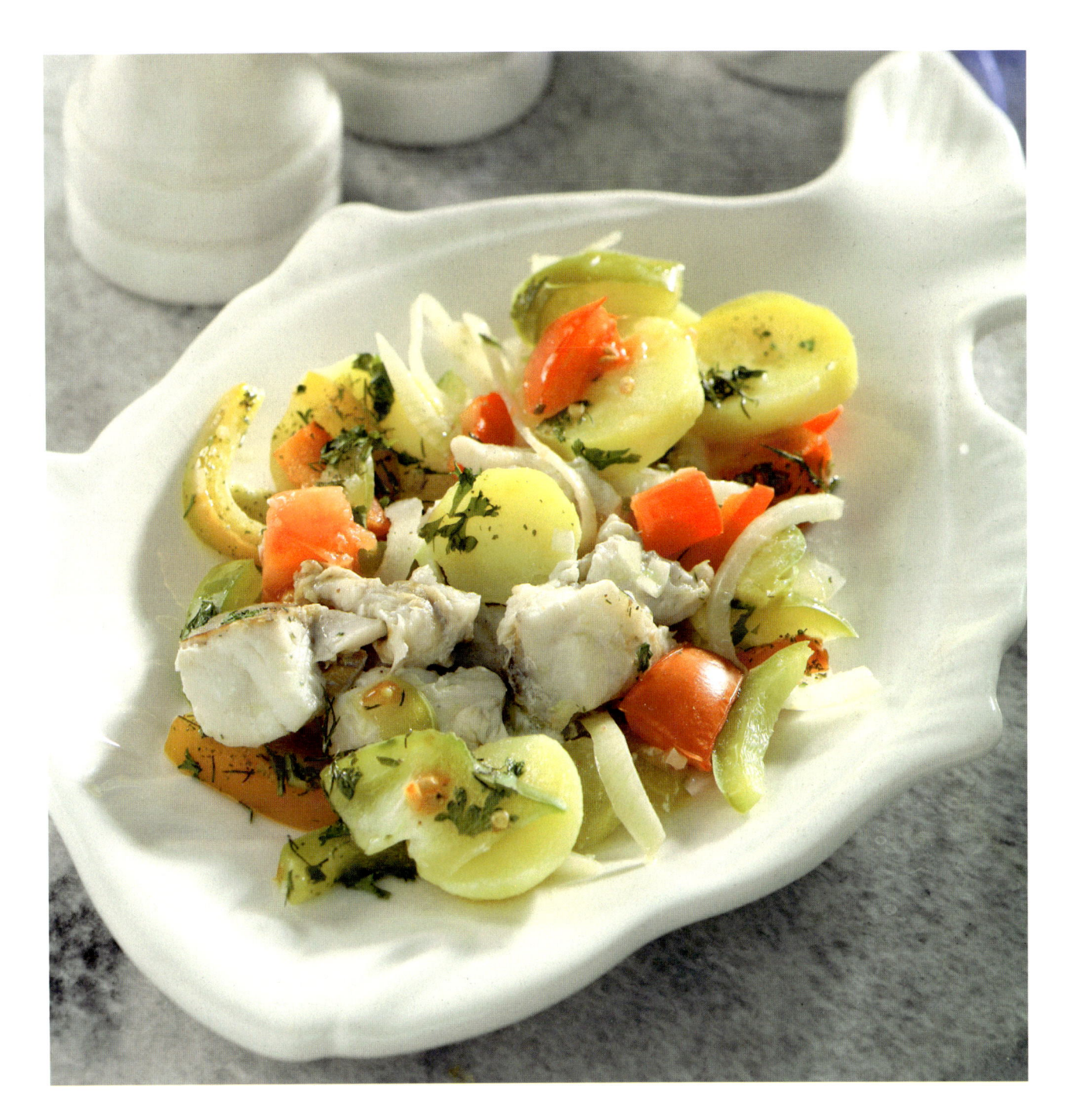

Für den großen Hunger

## Rotbarsch mit Wirsing

Raffiniert! Ein prima Gericht für den Herbst, das auch Gästen schmeckt.

### Zutaten

| | |
|---|---|
| 200 g | Rotbarsch |
| ½ EL | Zitronensaft, frisch gepresst |
| 125 g | Wirsingkohl |
| ½ | Zwiebel |
| 80 g | Tomaten |
| 125 g | Porree |
| 100 g | Kartoffeln |
| | Salz | Pfeffer, frisch gemahlen |
| 2 | Lorbeerblätter |
| 1 TL | Senf, mild |
| 1 EL | Olivenöl |
| 1 Pr. | Muskatnuss, frisch gerieben |
| | Petersilie, gehackt |

▪ Das Fischfilet unter fließendem Wasser abspülen, trocken tupfen, salzen, pfeffern und säuern. Den Wirsing putzen, abspülen und in feine Streifen schneiden. Zwiebel ebenfalls in feine Streifen schneiden.

▪ Den Stielansatz der Tomate herausschneiden. Tomate kurz heiß überbrühen und enthäuten. Kerne entfernen und Tomate in Würfel schneiden. Porree putzen, abspülen und die Hälfte in sehr feine Streifen schneiden. Kartoffeln abspülen, schälen und gar kochen. Danach durch eine Kartoffelpresse drücken oder mit einer Gabel zerdrücken.

▪ Die Wirsingstreifen etwa eine halbe Minute im Dampf garen (Siebeinsatz verwenden oder in wenig Wasser dünsten). Zwiebelstreifen dazugeben, salzen und pfeffern. Dann den Fisch drauflegen, Tomatenwürfel, Lauch und Lorbeerblätter darüberschichten und nochmals würzen. Alles etwa 10 Minuten dämpfen. 5 Minuten ruhen lassen. Das Fischfilet herausnehmen und warm stellen.

▪ Etwas Sud, den Senf und das Öl mit dem Schneebesen aufschlagen und mit Salz und Pfeffer abschmecken. Das Gemüse unter die gestampften Kartoffeln heben und mit Muskat, Salz und Pfeffer abschmecken. Fisch, Gemüse und die Sauce auf einem Teller anrichten und mit Petersilie bestreuen.

### Nährstoffkonto:

Jod, Protein, Vitamin $B_1$, $B_6$, Kalzium, Magnesium

- Protein
- Fett
- Kohlenhydrate

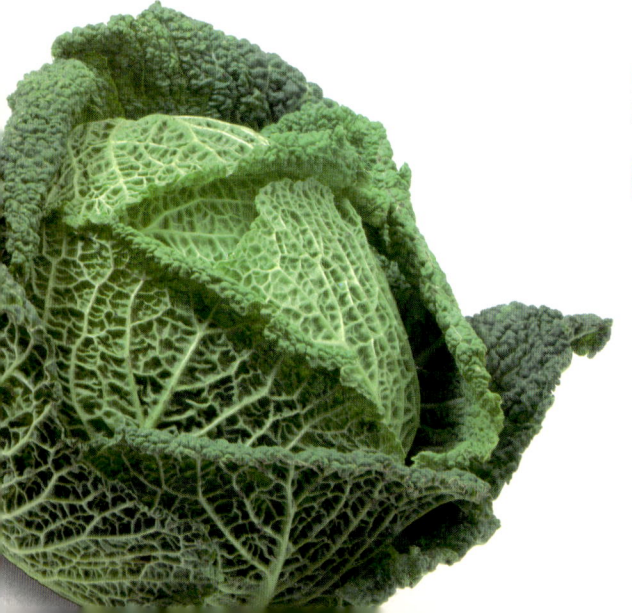

Fisch

# Zucchini-Kohlrabi-Gemüse mit Filet
Leicht und sättigend zugleich: zartes Filet und frisches Gemüse.

- Die Kartoffeln abspülen und garen. Zucchini in feine Streifen schneiden, Kohlrabi schälen, vierteln und ebenfalls in feine Streifen schneiden. Das Schweinefilet leicht salzen und pfeffern. Butterschmalz in einer Pfanne zerlassen und das Filet von beiden Seiten kräftig anbraten.

- Inzwischen den Kohlrabi in der Butter andünsten, Zucchini kurz dazugeben. Gemüsebrühe dazugießen und das Gemüse bissfest garen. Mit Salz und Muskat abschmecken und gehackter Petersilie unterheben. Gemüse, Filet und die Kartoffeln auf einem Teller servieren.

**TIPP** Wenn Sie die Gemüsemenge verdoppeln, lässt es sich auch sehr gut kalt zum Brot am Abend oder nächsten Tag essen. Gerade wenn Sie rohes Gemüse nicht so gut vertragen, ist es ratsam, mehr gedünstetes Gemüse zu verzehren.

### Zutaten
| | |
|---|---|
| 250 g | Kartoffeln |
| 100 g | Zucchini |
| 100 g | Kohlrabi |
| 125 g | Schweinefilet |
| | Salz | Pfeffer, frisch gemahlen |
| 1 TL | Butterschmalz |
| 1 TL | Butter |
| 20 ml | Gemüsebrühe |
| | Muskatnuss, frisch gerieben |
| 1 EL | Petersilie, gehackt |

### Nährstoffkonto:
Eisen, Folsäure, Protein, Vitamin $B_1$, $B_2$, $B_6$ und $B_{12}$

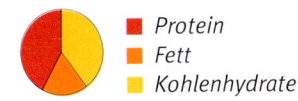

- Protein
- Fett
- Kohlenhydrate

Für den großen Hunger

# Bunter Fleischspieß

Bunt tut gut – besonders am Spieß.

### Zutaten

| | |
|---|---|
| 1 EL | Zitronensaft, frisch gepresst |
| 1 TL | Senf |
| | Salz | Pfeffer, frisch gemahlen |
| | Muskatnuss, frisch gerieben |
| | Kreuzkümmel, gemahlen |
| 125 g | Schweinefilet |
| 120 g | Kartoffeln |
| 1 TL | Olivenöl |
| | Kümmel, ganz |
| 75 g | Rosenkohl |
| 75 g | Blumenkohl |
| 1 TL | Butter |

- Zitronensaft mit Senf und je einer Prise Salz und Pfeffer, Muskatnuss und Kreuzkümmel zu einer Marinade verrühren. Das Filet in etwa 2,5 cm große Würfel schneiden und mit der Marinade übergießen.

- Die Kartoffeln abspülen, abbürsten, halbieren und mit der Schnittfläche nach unten in eine feuerfeste, mit Öl eingeriebene und mit Salz und Kümmel bestreute Form legen. Im Backofen bei 220 Grad etwa 25 Minuten backen.

- Das Gemüse abspülen und putzen. Blumenkohl in Röschen teilen, die so groß sind wie der Rosenkohl. Gemüse in wenig Wasser 10 bis 15 Minuten bissfest garen. Abtropfen lassen und in Butter schwenken.

- Fleischstücke und Gemüse abwechselnd auf Spieße stecken. Unter dem heißen Grill (Backofen) etwa 8 Minuten braten, dabei öfter wenden. Mit den Ofenkartoffeln anrichten.

*Tipp*

Wenn Sie nicht häufig Fleisch essen möchten, bevorzugen Sie am besten dunkles Fleisch, weil es mehr Nährstoffe enthält als beispielsweise Geflügelfleisch.

### Nährstoffkonto:

Vitamin $B_1$, $B_2$, $B_6$ und $B_{12}$, Protein, Eisen

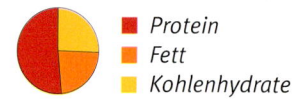

- *Protein*
- *Fett*
- *Kohlenhydrate*

Fleisch

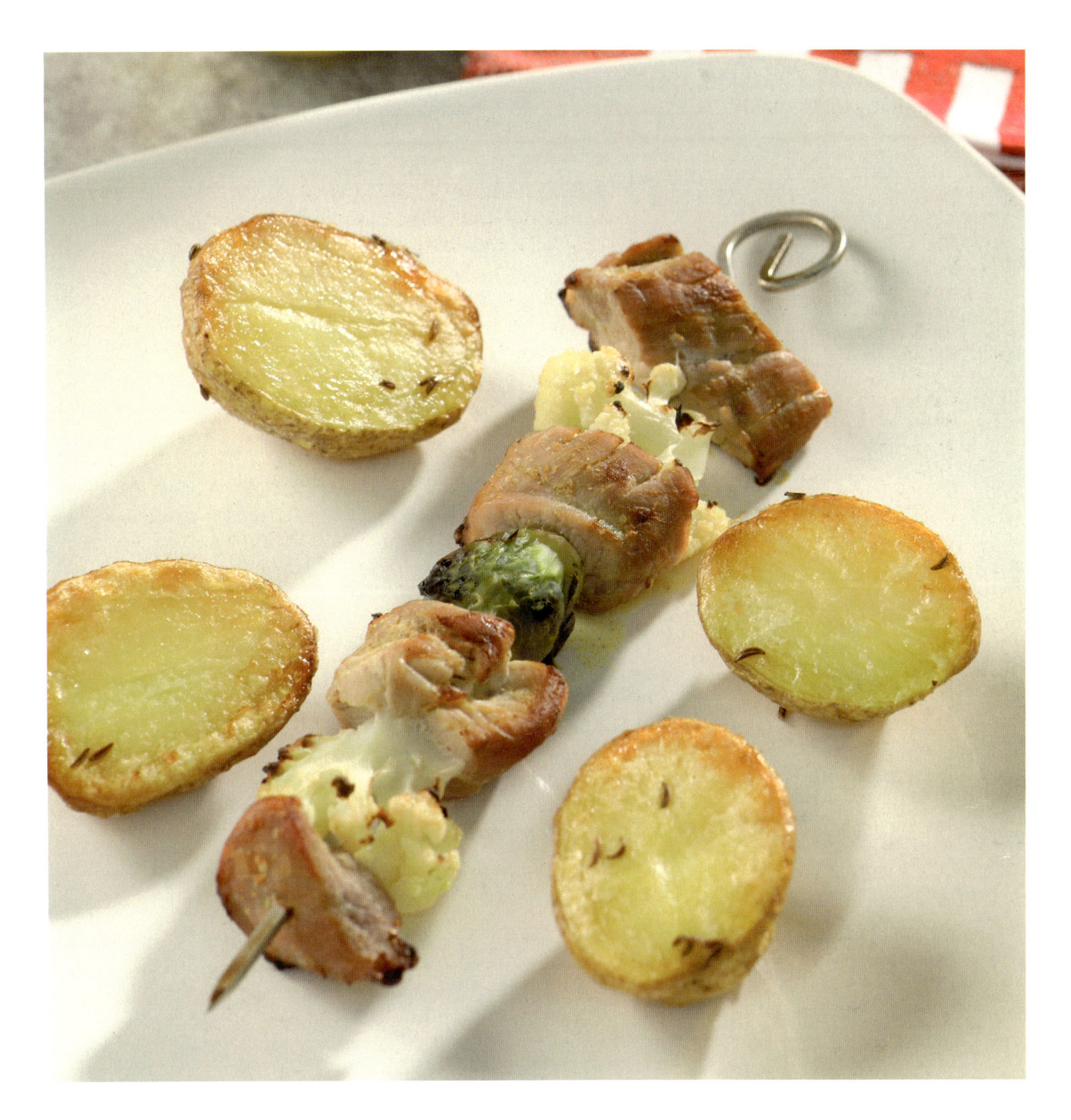

Für den großen Hunger

# Gemüse-Ingwer-Pfanne mit Banane

Schön asiatisch ... Banane und Rosinen verleihen der Gemüsepfanne eine leicht süßliche Note.

### Zutaten

| | |
|---|---|
| 10 g | Rosinen |
| 60 g | Naturreis |
| ½ | Zwiebel |
| | etwas frischer Ingwer |
| ½ | Karotte |
| ½ | rote Paprikaschote |
| ½ | Zucchini |
| 1 TL | Sonnenblumenöl |
| | Kurkuma |
| | Curry |
| | Salz |
| | Paprikapulver |
| | Cayennepfeffer |
| ½ | Banane |
| 10 g | Mandelsplitter |
| 25 g | saure Sahne, 10 % Fett |
| 1 EL | Zitronensaft, frisch gepresst |

- Die Rosinen in heißem Wasser einweichen. Den Reis in der doppelten Menge Wasser etwa 20 Minuten garen. Zwiebel fein würfeln, Ingwer sehr fein würfeln, Karotten in Scheiben, Paprikaschote in Streifen und Zucchini in Stifte schneiden.

- Zwiebel und Ingwer im Öl glasig dünsten, etwas Kurkuma und Curry kurz mitschwitzen, mit ein wenig Wasser ablöschen. Zuerst Karotten, dann Paprikaschote und zuletzt Zucchini, Salz, Paprikapulver, Cayennepfeffer und eingeweichte Rosinen sowie die klein geschnittene Banane zugeben und alles bissfest garen.

- Mandelsplitter in einer Pfanne ohne Fett kurz anrösten. Auf einem Teller abkühlen lassen. Das Gemüse vom Herd nehmen, saure Sahne und Zitronensaft unterziehen und abschmecken. Das Gemüse mit den Mandelsplittern bestreuen und zusammen mit dem Reis servieren.

*Tipp*

Anstelle der Rosinen können Sie getrocknete Pflaumen oder Aprikosen verwenden. Auch bei der Gemüseauswahl können Sie beliebig austauschen.

### Nährstoffkonto:

Kalzium, Eisen, Magnesium, Vitamin $B_1$ und $B_6$

- *Protein*
- *Fett*
- *Kohlenhydrate*

Gemüse

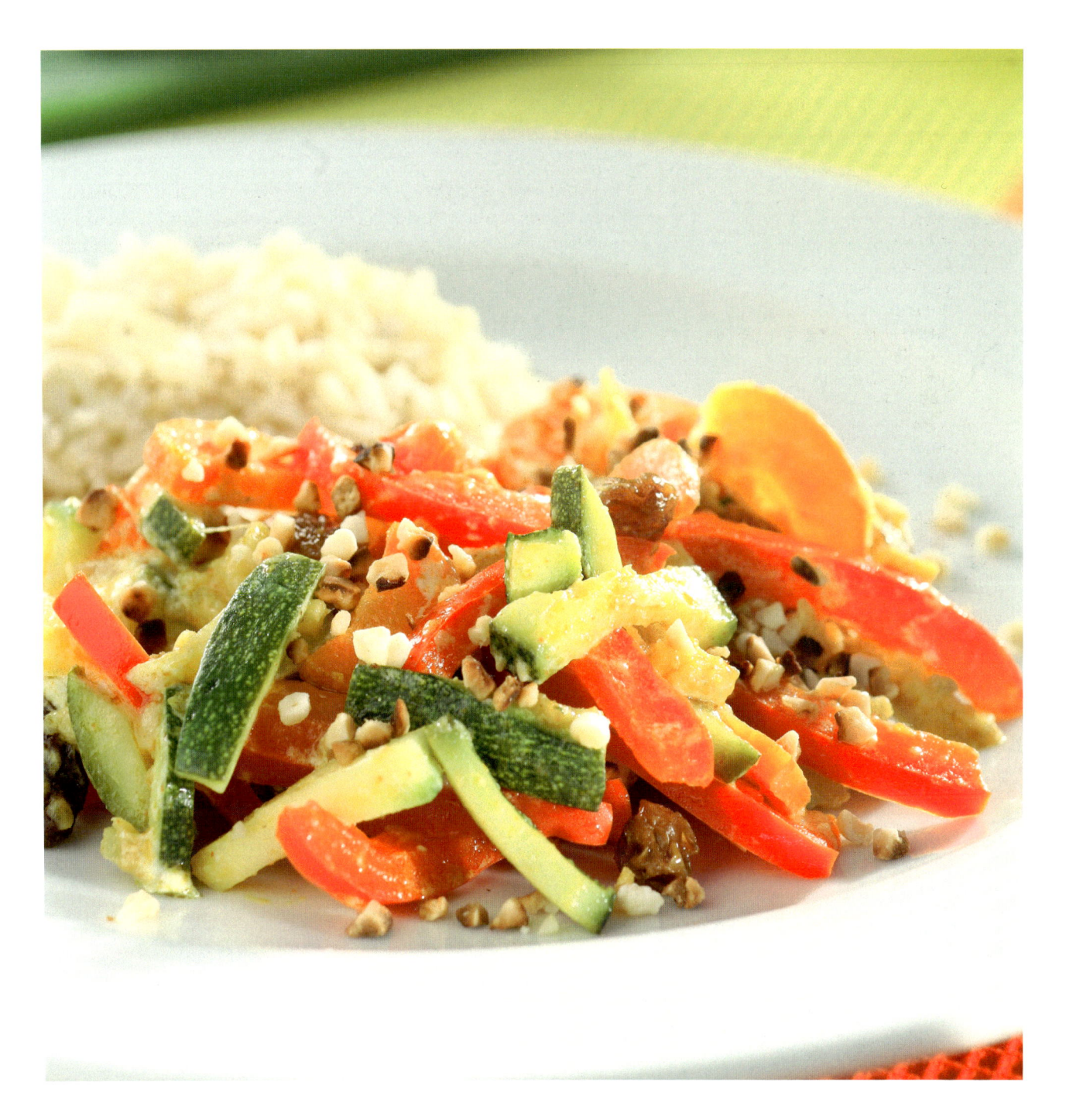

Für den großen Hunger

## Asiatische Gemüsepfanne

Sättigend mit hochwertigem Eiweiß – ein Mittagessen für stressige Zeiten.

### Zutaten

| | |
|---|---|
| 50 g | Naturreis |
| 80 g | Tofu |
| 1 EL | Rapsöl |
| ½ | Zwiebel |
| 80 g | Karotten |
| 25 g | Rosenkohl |
| ½ | rote Paprikaschote |
| 1 | Msp. Ingwer, gehackt |
| ½ | kleine Stange Porree |
| 1 EL | Sojasauce |
| 30 ml | Kokosmilch |
| 1 EL | Zitronensaft, frisch gepresst |
| | Salz |
| 1 Pr. | Cayennepfeffer |

- Den Reis mit der doppelten Menge Wasser etwa 25 Minuten kochen. Tofu in kleine Würfel schneiden, in einer großen Pfanne oder im Wok in etwas Öl anbraten und beiseitestellen.

- Zwiebel in Würfel schneiden, Karotten in schräge Scheiben und Rosenkohl sowie Paprika in Streifen schneiden. Zwiebel mit Ingwer im restlichen Öl anschmoren. Gemüse zugeben, salzen und unter Rühren 5 bis 10 Minuten bissfest garen.

- Porree schräg in Ringe schneiden, zum Gemüse geben, etwas Wasser zugießen und weitere 5 Minuten köcheln lassen. Angebratenen Tofu, Sojasauce und Kokosmilch zufügen. Mit Zitronensaft und Cayennepfeffer abschmecken. Mit dem Reis anrichten.

*Tipp*

Statt Kokosmilch können Sie auch 1 Esslöffel Kokosflocken in heißem Wasser einweichen und pürieren. Wenn Sie die doppelte Menge kochen, können Sie die andere Portion am nächsten Tag als kalten Salat mit zur Arbeit nehmen.

### Nährstoffkonto:

Folsäure, Kalzium, Protein, Magnesium, Vitamin B₁ und B₆

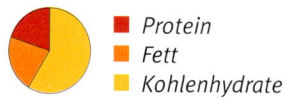

- *Protein*
- *Fett*
- *Kohlenhydrate*

Gemüse

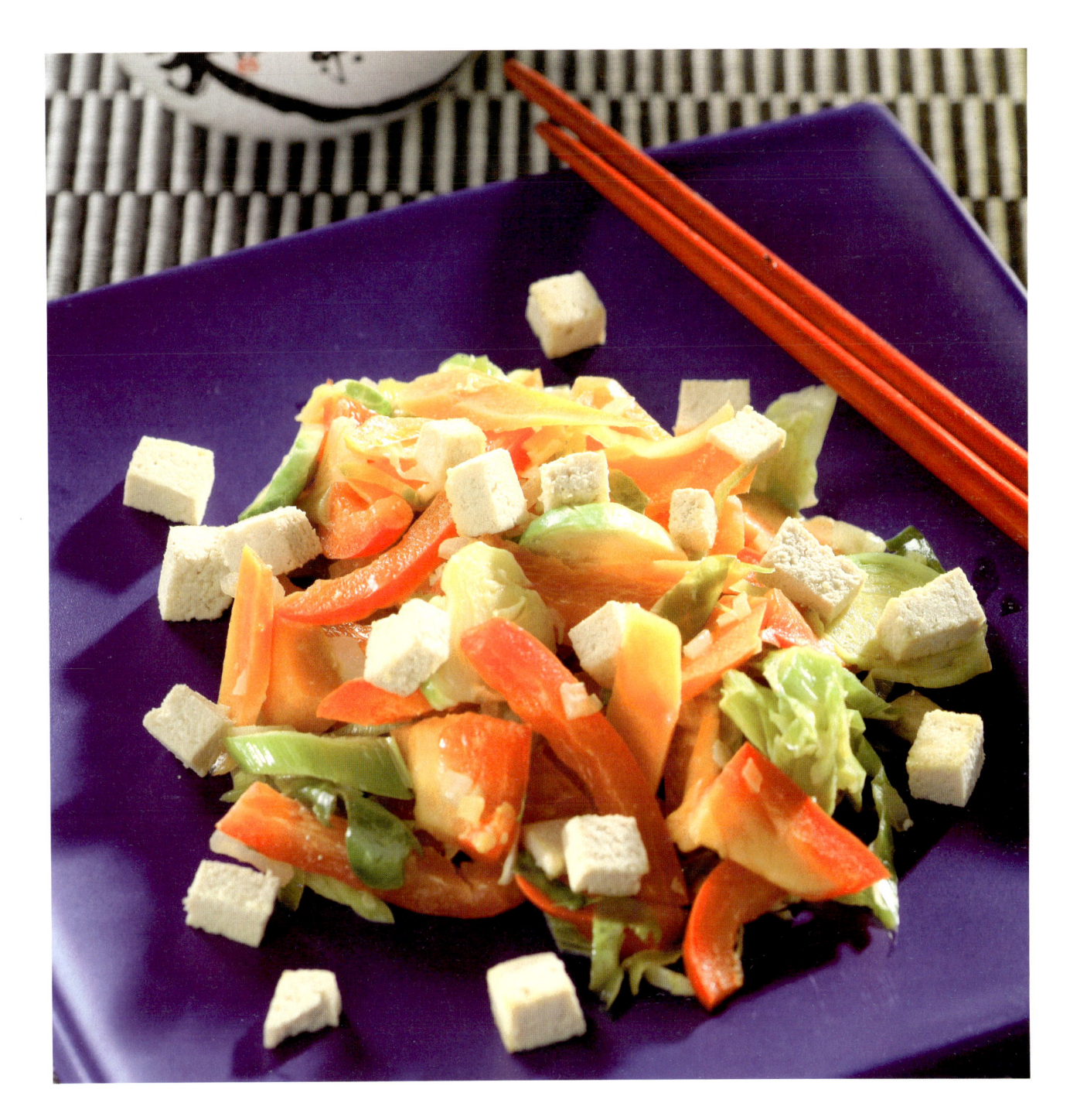

Für den großen Hunger

# Ratatouille mit Quinoa

### Zutaten

| | |
|---|---|
| 60 g | Quinoa oder Hirse |
| 125 g | Tomaten |
| 100 g | Aubergine |
| 100 g | Zucchini |
| ½ | grüne Paprikaschote |
| 1 | Zwiebel |
| 1 TL | Olivenöl |
| | etwas Knoblauch |
| 1 TL | Apfelessig |
| 1 EL | Kräuter, gehackt (Thymian, Rosmarin) |
| | Salz | Pfeffer, frisch gemahlen |

- Quinoa in der 2½-fachen Menge Wasser etwa 15 Minuten kochen. Tomaten vierteln, Aubergine und Zucchini würfeln und Paprika in Streifen schneiden. Zwiebel würfeln und in Öl glasig dünsten, Tomaten zugeben und wenige Minuten mitdünsten.

- Aubergine, Zucchini und Paprika zugeben und mit klein geschnittenem Knoblauch, Salz, Pfeffer und Apfelessig abschmecken. Etwa 10 bis 15 Minuten schmoren lassen, bis das Gemüse weich ist. Mit frischem Thymian und Rosmarin bestreut servieren.

### Nährstoffkonto:

Kohlenhydrate, Folsäure, Kalzium, Eisen, Protein, Magnesium und Vitamin $B_1$

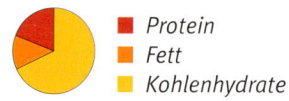

- Protein
- Fett
- Kohlenhydrate

### MEHR WISSEN

#### Kleine Warenkunde: Quinoa

Quinoa ist ein Knöterichgewächs, verwandt mit Buchweizen. Es steckt voller guter Nährstoffe, vor allem liefert es hochwertiges Protein, Eisen und Magnesium. Ersatzweise können Sie auch Hirse verwenden.

Gemüse

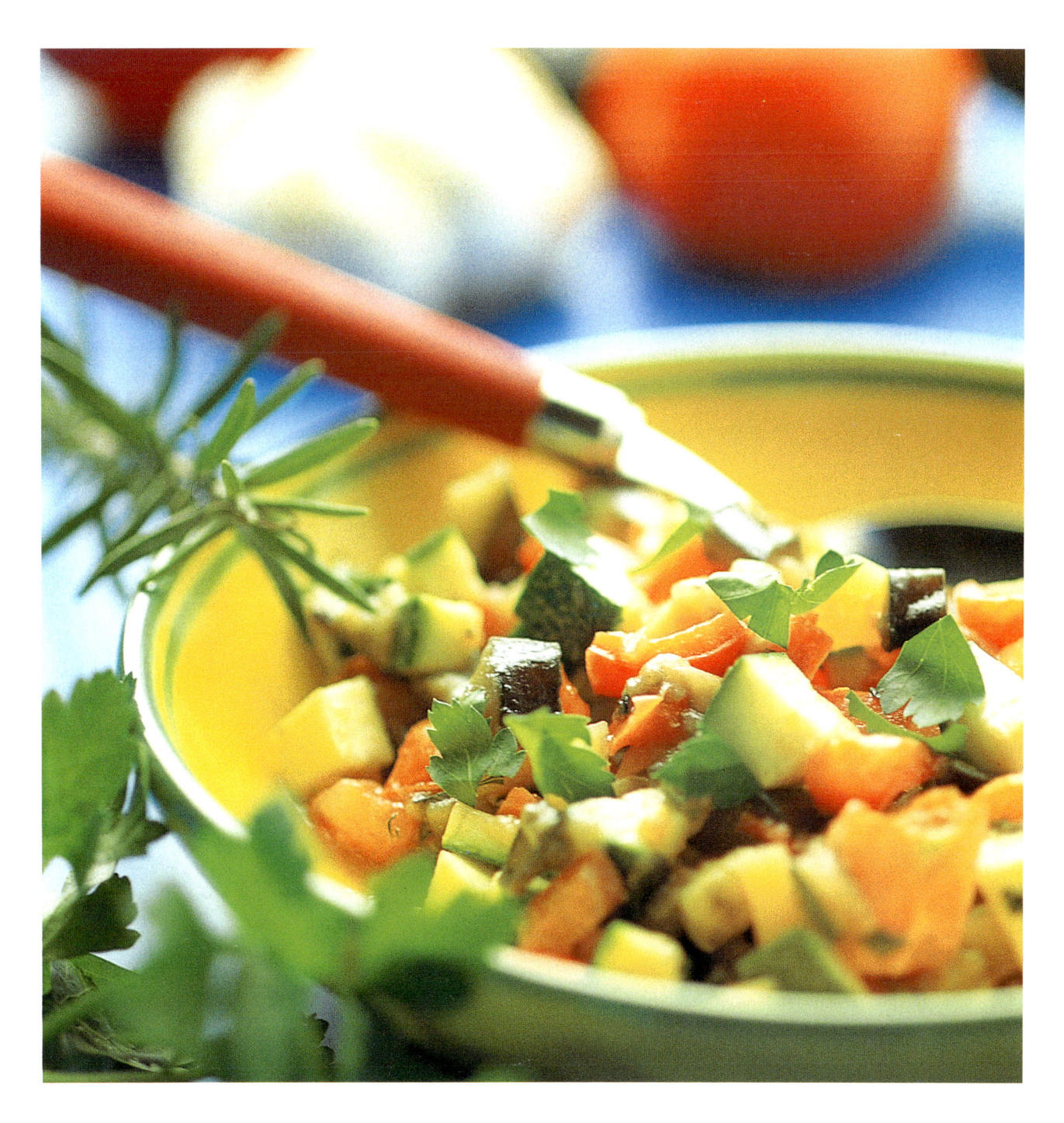

Für den großen Hunger

# Kürbisstreifen in Knoblauchjoghurt

Ein köstliches Duo: frisches Gemüse und frischer Joghurt.

### Zutaten

| | |
|---|---|
| 200 g | Kartoffeln |
| 150 g | Kürbis (Hokkaido) |
| 50 g | Pastinake |
| 1 TL | Rapsöl |
| | Salz | Pfeffer, frisch gemahlen |
| | Kurkuma |
| | Kreuzkümmel |
| 20 g | schwarze Oliven |
| 2 EL | Zitronensaft, frisch gepresst |
| 60 g | Joghurt, min. 3,5 % Fett |
| 25 g | saure Sahne, 20 % Fett |
| 1 EL | Olivenöl |
| | etwas frischer Knoblauch |

▌ Kartoffeln in der Schale kochen. Kürbisfleisch in dünne Scheiben schneiden und die Kerne entfernen. Pastinake in dicke, lange Stifte schneiden. Rapsöl in einer Pfanne erhitzen. Kürbis und Pastinake hineingeben und unter Rühren einige Minuten anschmoren. Mit Salz, Kurkuma, Kreuzkümmel würzen und die Oliven zugeben.

▌ Bei geschlossenem Deckel etwa 15 Minuten schmoren, bis das Gemüse gar ist. Zwischendurch Zitronensaft und eventuell etwas Wasser zugeben.

▌ Für die Knoblauchsauce Joghurt mit saurer Sahne und Olivenöl verrühren und mit etwas zerdücktem Knoblauch, Salz und Pfeffer abschmecken. Das Gemüse mit der Sauce servieren und die Pellkartoffeln dazu reichen.

*Info*

Der Hokkaidokürbis schmeckt sehr mild und muss nicht geschält werden. Wer zu Blähungen neigt, sollte zunächst den frischen Knoblauch weglassen.

### Nährstoffkonto:

Kohlenhydrate, Vitamin $B_1$ und $B_6$, Kalzium

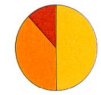

- Protein
- Fett
- Kohlenhydrate

Gemüse

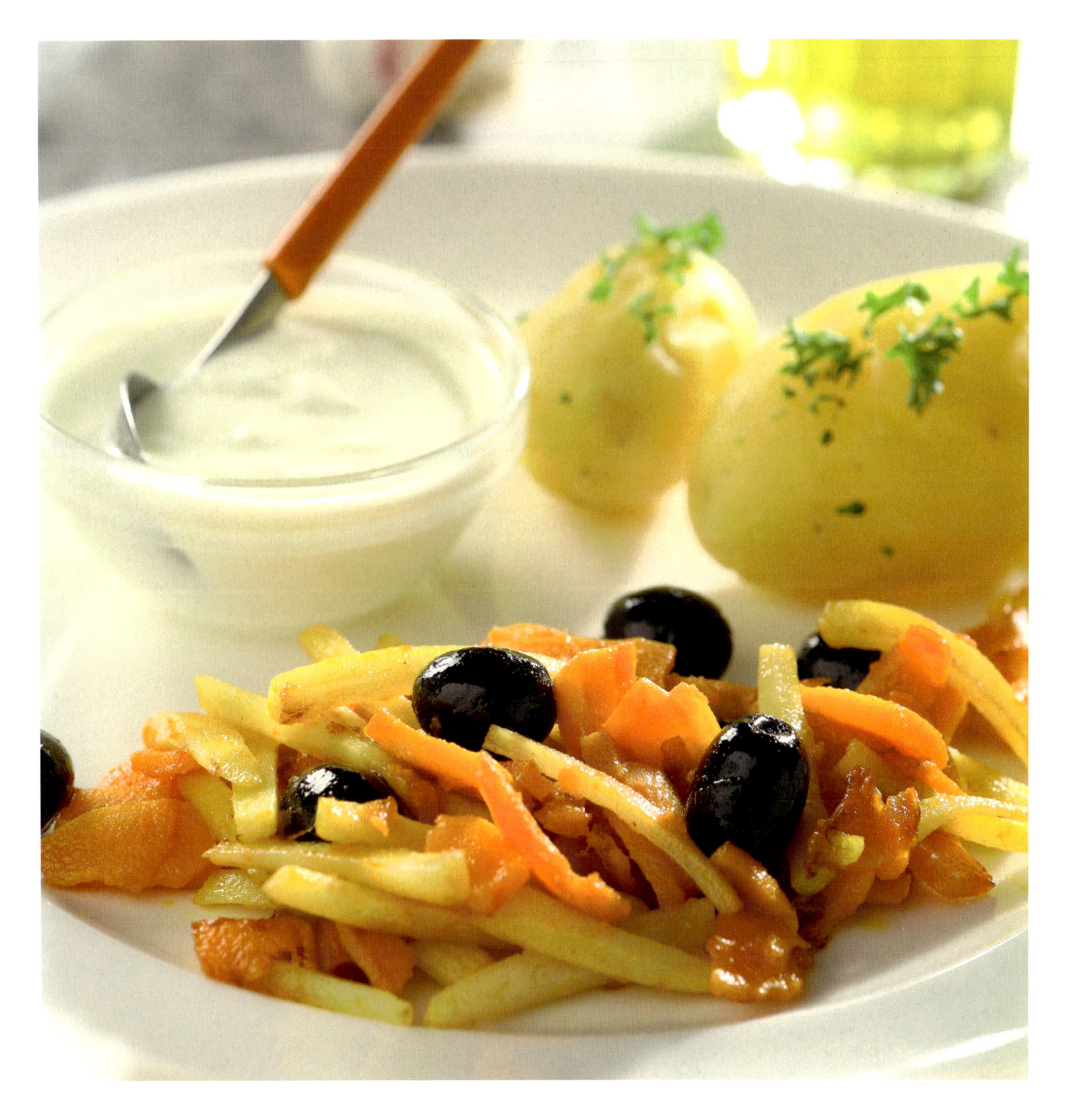

Für den großen Hunger

# Rote Bete in Orangensauce

Ein schönes Abendessen für kalte Tage.

### Zutaten

| | |
|---|---|
| 80 g | Naturreis |
| 150 g | Rote Bete |
| 50 g | Karotte |
| 1 | Zwiebel |
| 1 TL | Olivenöl |
| | etwas frischer Knoblauch |
| 1 | große Orange |
| 1 | Msp. frischer Ingwer |
| 1 | Msp. Kurkuma |
| 1 | Msp. Koriander, gemahlen (oder Curry) |
| | Kräutersalz |
| | Pfeffer, frisch gemahlen |
| 1 EL | Orangenschale, unbehandelt |
| 100 ml | Gemüsebrühe |
| ½ EL | Reismehl |
| 1 EL | Sahne |

- Den Reis in der doppelten Menge Wasser etwa 25 Minuten kochen. Rote Bete abspülen, eventuell schälen und Karotten in grobe Stifte schneiden. Zwiebel würfeln und in Öl anschwitzen. Rote Bete, Karotten und Knoblauch zugeben und etwa 5 Minuten mitdünsten.

- Orange auspressen und Saft beiseitestellen. Gewürze und Orangenschale zum Gemüse geben, mit der Gemüsebrühe ablöschen und etwa 10 bis 15 Minuten bei geschlossenem Deckel bissfest dünsten. Mit Salz und Pfeffer abschmecken.

- Reismehl mit dem ausgepressten Orangensaft anrühren, unter das Gemüse rühren und kurz aufkochen lassen. Mit Sahne verfeinern und nochmals abschmecken. Den gegarten Reis dazu reichen.

*TIPP*

Statt Gemüsebrühe können Sie auch nur Wasser nehmen. Sollten Sie zu Blähungen neigen, lassen Sie am besten Zwiebeln und Knoblauch weg.

### Nährstoffkonto:

Folsäure, Eisen, Magnesium, Vitamin $B_1$, $B_6$ und Kohlenhydrate

- Protein
- Fett
- Kohlenhydrate

Gemüse

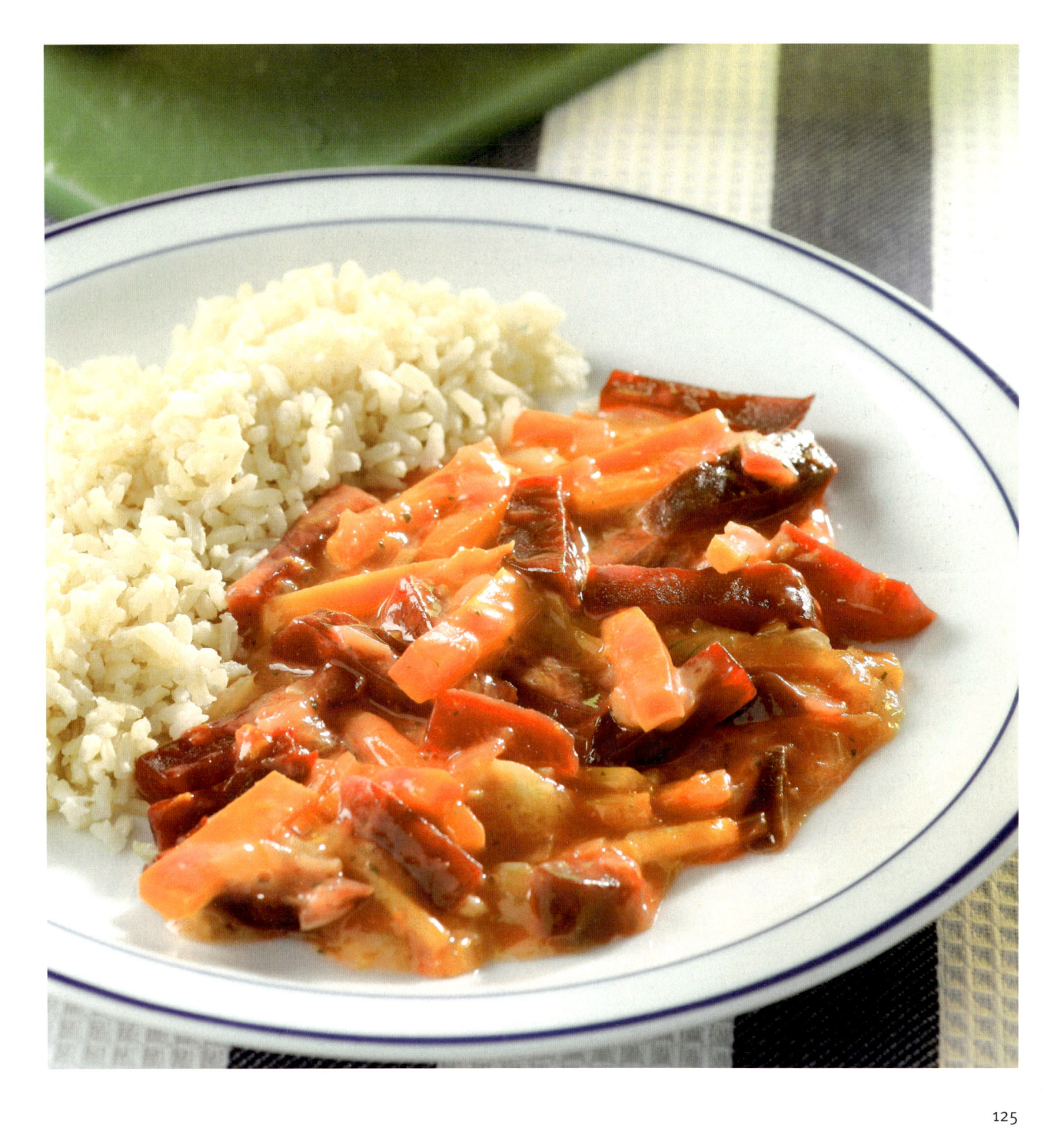

*Für den großen Hunger*

## Gefüllte Buchweizenpfannkuchen
Vollwertig und sättigend mit herzhaftem Schafskäse!

### Zutaten

| | |
|---|---|
| 25 g | Buchweizen, ganz |
| 50 ml | Gemüsebrühe |
| | etwas frischer Knoblauch |
| 25 g | Buchweizenmehl |
| 50 ml | Vollmilch |
| 100 g | Tomaten |
| 30 g | Schafskäse |
| ¼ | Zwiebel |
| ½ | Ei |
| | Koriander, gemahlen |
| | Kräutersalz |
| | Muskatnuss, frisch gerieben |
| 1 TL | Kokosfett |
| 1 EL | Schnittlauchröllchen |

▌ Buchweizenkörner heiß abspülen, in die kochende Gemüsebrühe einrühren und mit etwas Knoblauch 10 Minuten köcheln und anschließend 15 Minuten ausquellen lassen. Buchweizenmehl mit Milch verrühren und 20 Minuten quellen lassen. Tomaten in Scheiben schneiden, Schafskäse grob reiben und Zwiebeln fein hacken.

▌ Beide Buchweizenmassen miteinander mischen, das halbe Ei, Koriander, Kräutersalz und Muskatnuss unterrühren und abschmecken. Aus dem Teig im heißen Kokosfett einen Pfannkuchen ausbacken. Pfannkuchen mit Tomatenscheiben belegen, Schafskäse, Zwiebel und Schnittlauch darüberstreuen und servieren.

*Tipp*
Sie können die Pfannkuchen auch mit Gurke und Dilljoghurt servieren.

### Nährstoffkonto:

Kalzium, Protein, Vitamin $B_1$

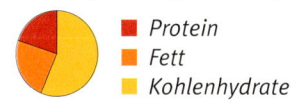

- Protein
- Fett
- Kohlenhydrate

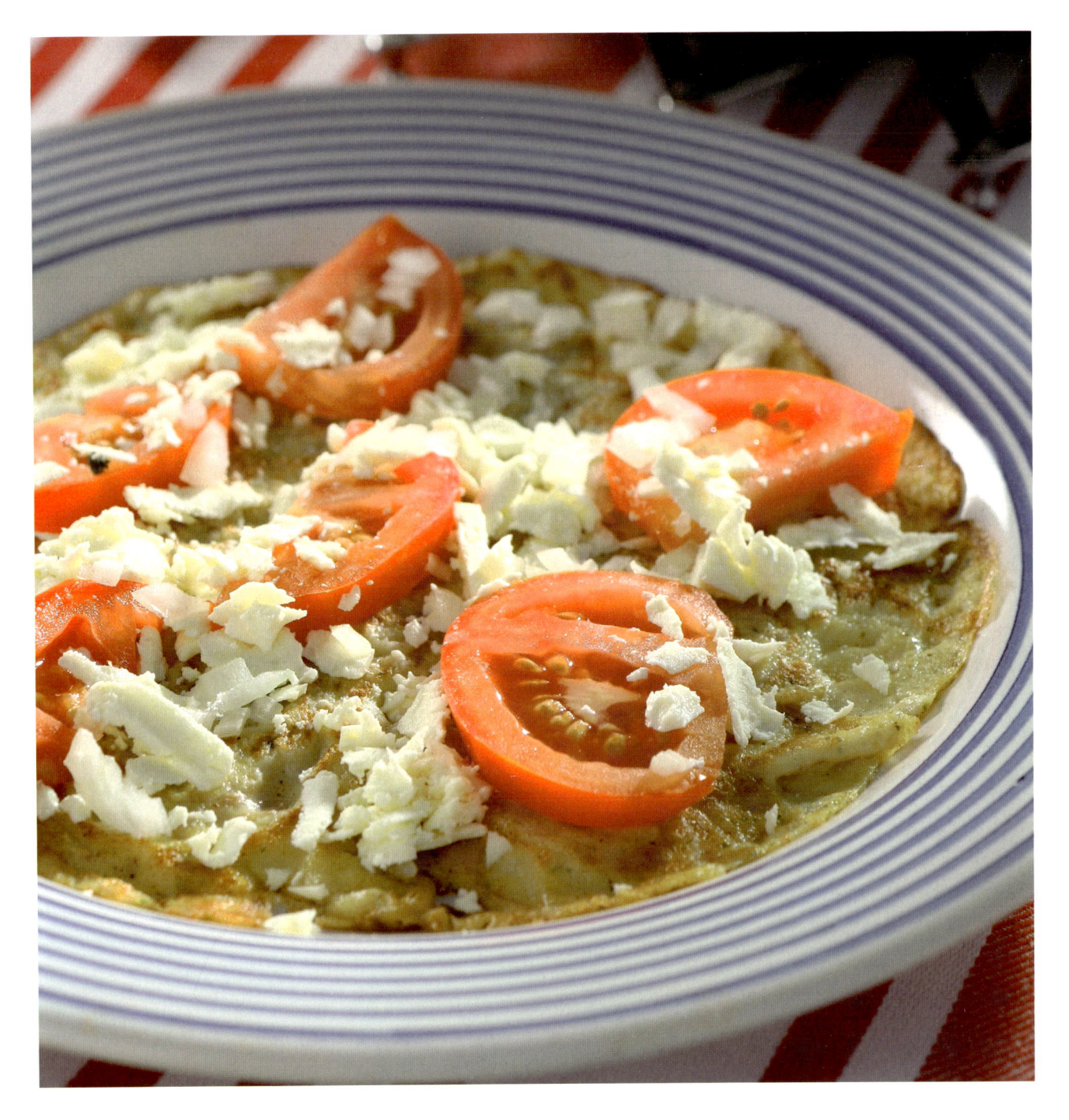

Pfannkuchen

Für den großen Hunger

# Karottenpfannkuchen
Pfannkuchen mit Gemüseüberraschung!

### Zutaten

| | |
|---|---|
| 200 g | junge Karotten |
| 1 EL | Butter |
| | Salz \| Pfeffer, frisch gemahlen |
| 1 | Ei |
| 40 g | Weizenvollkornmehl |
| 80 ml | Vollmilch |
| 25 g | Kochschinken |
| 10 g | Emmentaler Käse, gerieben |
| 25 g | Kopfsalat |

▪ Die Karotten abspülen und abbürsten. Eventuell längs halbieren, wenn es keine kleinen Karotten sind. In der Hälfte der Butter bissfest andünsten. Wenn nötig, etwas Wasser hinzugeben. Salzen und pfeffern.

▪ Das Ei verquirlen, Mehl und Milch einrühren und den Teig leicht salzen. Klein geschnittene Schinkenwürfel unter den Teig ziehen. Restliche Butter in einer beschichteten Pfanne zerlassen und die Karotten sternförmig darin anordnen.

▪ Den Teig darübergießen und zugedeckt langsam backen. Ist der Teig fest, den Pfannkuchen mithilfe eines Tellers wenden. Mit Käse bestreuen und zugedeckt weiterbacken. Mit etwas grünem Salat auf einem Teller anrichten.

### Nährstoffkonto:

Vitamin $B_1$, Kalzium, Protein

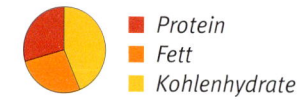

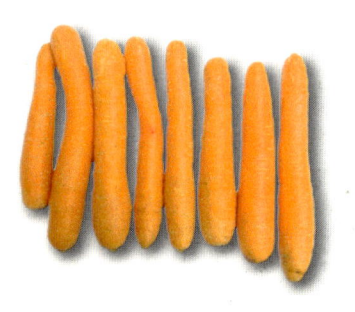

- Protein
- Fett
- Kohlenhydrate

Pfannkuchen / Pasta

## Bunte Nudelpfanne

Die Nudelpfanne geht schnell und ist ein absolut vollwertiges Mittagessen.

- Nudeln in etwa 1 Liter Salzwasser mit 1 Teelöffel Olivenöl al dente garen und kurz mit kaltem Wasser abschrecken. Gemüse abspülen, putzen, Karotten und Paprikaschote in feine Streifen schneiden, Champignons abbürsten und vierteln oder achteln, Tomate würfeln.

- Zwiebel und Knoblauch klein schneiden und in 1 Teelöffel Olivenöl glasig dünsten. Gemüse nacheinander zugeben und mitdünsten. Mit den Karotten beginnen, die haben die längste Garzeit. Zuletzt die Tomatenwürfel kurz mitdünsten.

- Sonnenblumenkerne in einer Pfanne ohne Fett anrösten. Die Nudeln untermischen, mit etwas Curry, Sojasauce, den frischen Kräutern, Kräutersalz und Pfeffer abschmecken. Sahne unterziehen und mit den Sonnenblumenkernen bestreut servieren.

### Nährstoffkonto:

Folsäure, Protein, Magnesium, Eisen, Vitamin $B_1$ und Kohlenhydrate

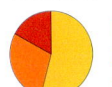

- Protein
- Fett
- Kohlenhydrate

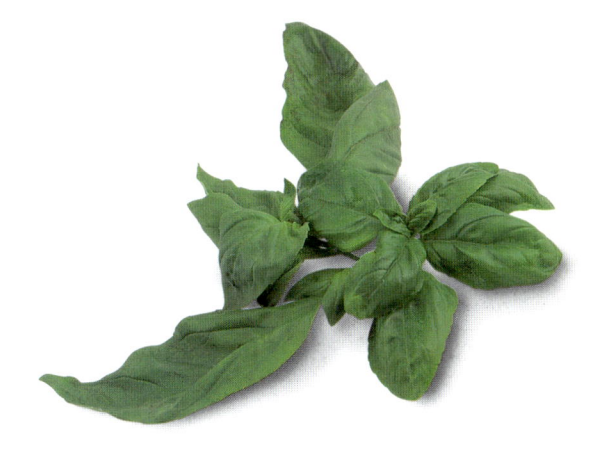

### Zutaten

| | |
|---|---|
| 60 g | Vollkornnudeln |
| 1 EL | Olivenöl |
| 1 | kleine Karotte |
| ½ | rote Paprikaschote |
| 50 g | Champignons |
| | Tomate |
| ½ | Zwiebel |
| | etwas frischer Knoblauch |
| | Salz | Pfeffer, frisch gemahlen |
| 1 EL | Sonnenblumenkerne, geröstet |
| | Curry |
| | Sojasauce |
| | Basilikum, gehackt |
| | Schnittlauchröllchen |
| | Oregano, gehackt |
| | Kräutersalz |
| 1 EL | Sahne |

Für den großen Hunger

# Überbackenes Filet mit Tagliatelle

### Zutaten

| | |
|---|---|
| 125 g | Schweinefilet |
| 1 TL | Olivenöl |
| 15 g | Kochschinken |
| ½ | Zwiebel |
| 50 g | Tagliatelle |
| ½ | kleine Stange Porree |
| 50 g | Champignons |
| 2 EL | Zitronensaft, frisch gepresst |
| 1 | Scheibe frische Ananas |
| | Salz | Pfeffer, frisch gemahlen |
| 1 TL | Majoran, getrocknet |
| 1 Pr. | Cayennepfeffer |
| 1 Pr. | Kümmel, gemahlen |
| 1 | Tomate |
| 30 g | Edelpilzkäse, 50 % Fett i. Tr. |
| 1 EL | Petersilie, gehackt |
| 1 EL | Schnittlauchröllchen |

▍ Das Fleisch abspülen, trocken tupfen, mit Salz, Pfeffer und Majoran kräftig würzen und im heißen Öl anbraten. Herausnehmen und in eine feuerfeste Form legen. Den Schinken in feine Würfel schneiden. Die Zwiebel fein hacken. Schinken und Zwiebel im Bratfett andünsten.

▍ Zwischenzeitlich die Nudeln al dente kochen. Porree putzen, abspülen, in Streifen schneiden, zu den Zwiebeln geben und kurz dünsten. Champignons abbürsten, in Scheiben schneiden und mit Zitronensaft beträufeln. Die Pilze zum Gemüse geben und kurz mitdünsten.

▍ Ananas in Würfel schneiden und zum Gemüse geben. Mit 4 Esslöffel Wasser aufgießen und aufkochen. Das Gemüse mit Salz, Pfeffer, Cayennepfeffer, Kümmel und Majoran kräftig abschmecken und auf dem Fleisch verteilen.

▍ Tomate abspülen und in Scheiben geschnitten auf das Gemüse legen. Den Käse in Scheiben darauf verteilen und alles unter dem heißen Grill (im Backofen) überbacken, mit den Kräutern und den Bandnudeln anrichten.

*Tipp*

Die Gewürze regen die Gallensäurenproduktion an. Dadurch wird das Fett leichter verdaut und liegt nicht so schwer im Magen. Und Ananas und Cayennepfeffer wirken stoffwechselanregend.

### Nährstoffkonto:
Eisen, Vitamin $B_1$, $B_6$ und $B_{12}$

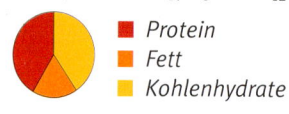

■ *Protein*
■ *Fett*
■ *Kohlenhydrate*

Pasta

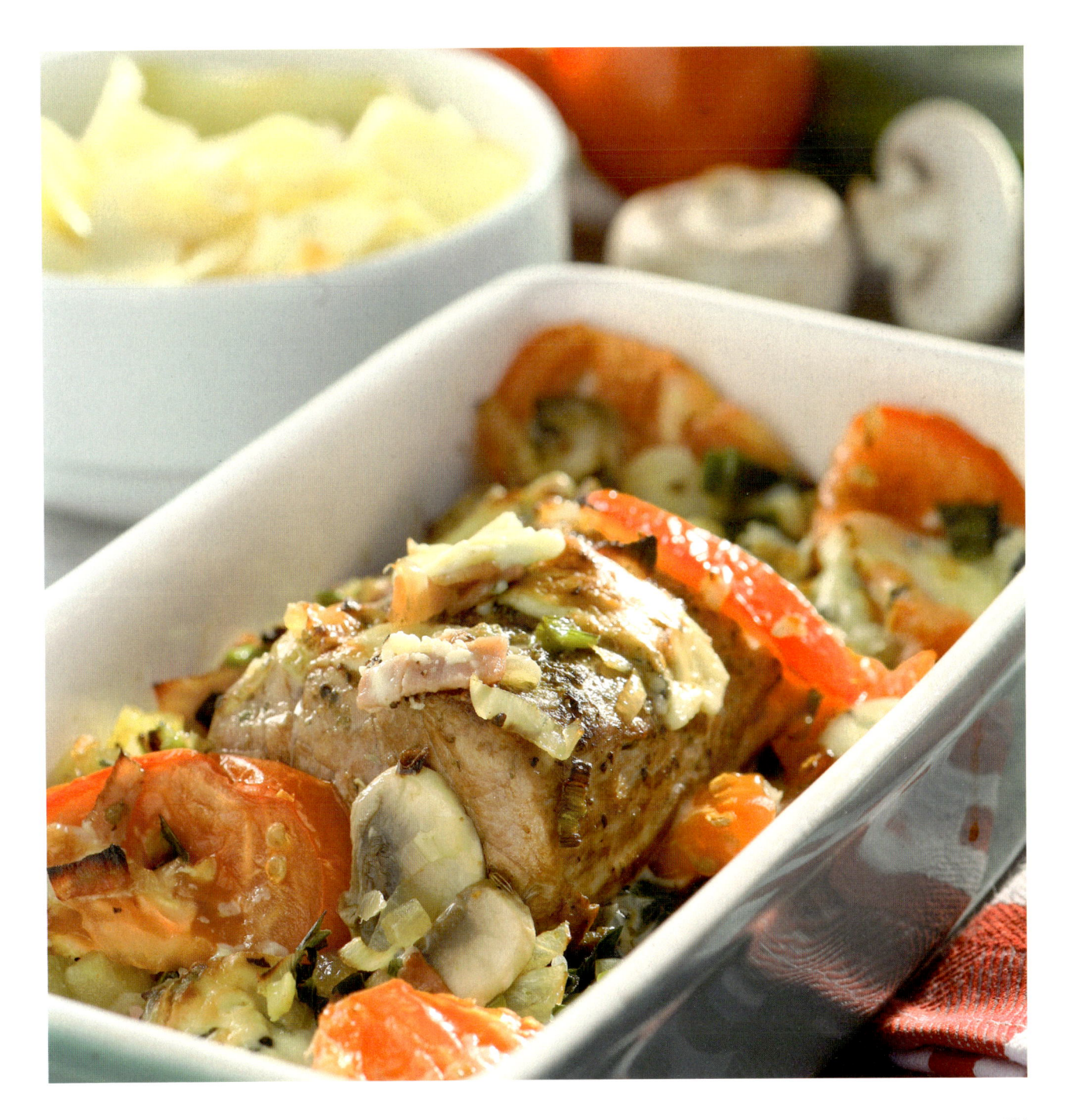

Für den großen Hunger

## Spirelli mit Roter Bete

### Zutaten

| | |
|---|---|
| 150 g | frische Rote Bete |
| ½ | Zwiebel |
| | etwas frischer Knoblauch |
| 1 TL | Olivenöl |
| 2 TL | Vollkornmehl |
| 80 g | Vollkornspirelli |
| 15 g | Sahne |
| 1 EL | Estragon, gehackt |
| | Salz | Pfeffer, frisch gemahlen |
| | Muskatnuss, frisch gerieben |

- Rote Bete gut abspülen, eventuell schälen, vierteln und in dünne Scheiben schneiden. Zwiebel in Würfel, Knoblauch in Scheiben schneiden, beides im Öl andünsten und die Rote Bete dazugeben. Anschmoren, salzen und 4 Esslöffel Wasser dazugießen. Bei geschlossenem Deckel 10 bis 20 Minuten köcheln lassen. Mit Vollkornmehl bestäuben und aufkochen lassen.

- Die Nudeln al dente kochen. Sahne steif schlagen, Estragon unterheben und mit Pfeffer und Muskat würzen. Die Sahne unter die Rote Bete ziehen, abschmecken und zu den Nudeln servieren.

### Nährstoffkonto:

Kohlenhydrate, Magnesium, Eisen, Vitamin $B_1$

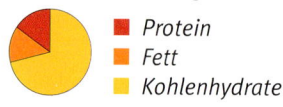

■ *Protein*
■ *Fett*
■ *Kohlenhydrate*

## Spargel-Bärlauch-Spaghetti

Der Frühling ist Bärlauchzeit! Am besten schmeckt er selbst gepflückt.

### Zutaten

| | |
|---|---|
| 150 g | grüner Spargel |
| 1 TL | Olivenöl |
| 60 g | Vollkornspaghetti |
| ½ | Zwiebel |
| 60 g | Champignons |
| 1 TL | Butterschmalz |
| | Kräutersalz |
| | Paprikapulver |
| 30 g | Sahne |
| | Salz | Pfeffer, frisch gemahlen |
| | Bärlauch, frisch |

- Spargel nur an den holzigen Enden schälen und in wenig Salzwasser gar kochen. In etwa 5 cm lange Stücke schneiden. Spaghetti in etwa 1 Liter Salzwasser mit 1 Teelöffel Olivenöl gar kochen. Zwiebel fein würfeln, Champignons in Viertel schneiden und im heißen Butterschmalz anschwitzen.

- Pilze würzen und etwa 10 Minuten bei geschlossenem Topf garen. Spargel, Spaghetti und Sahne zu den Pilzen geben und mit Kräutersalz und Pfeffer abschmecken. Bärlauch in feine Streifen schneiden und unterrühren.

### Nährstoffkonto:

Protein, Magnesium, Vitamin $B_1$ und Kohlenhydrate

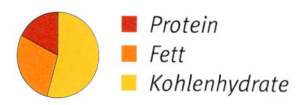

■ *Protein*
■ *Fett*
■ *Kohlenhydrate*

Pasta

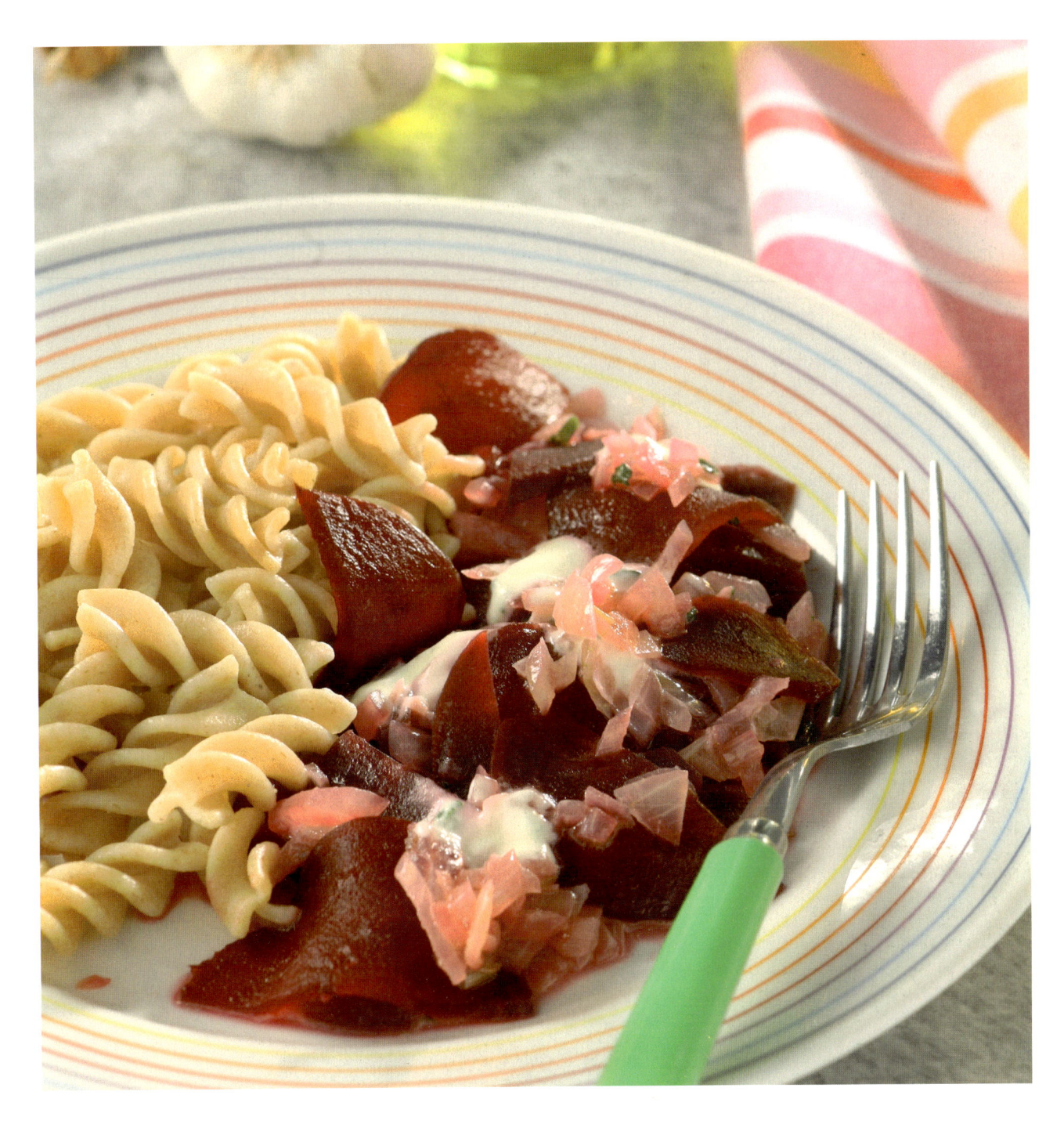

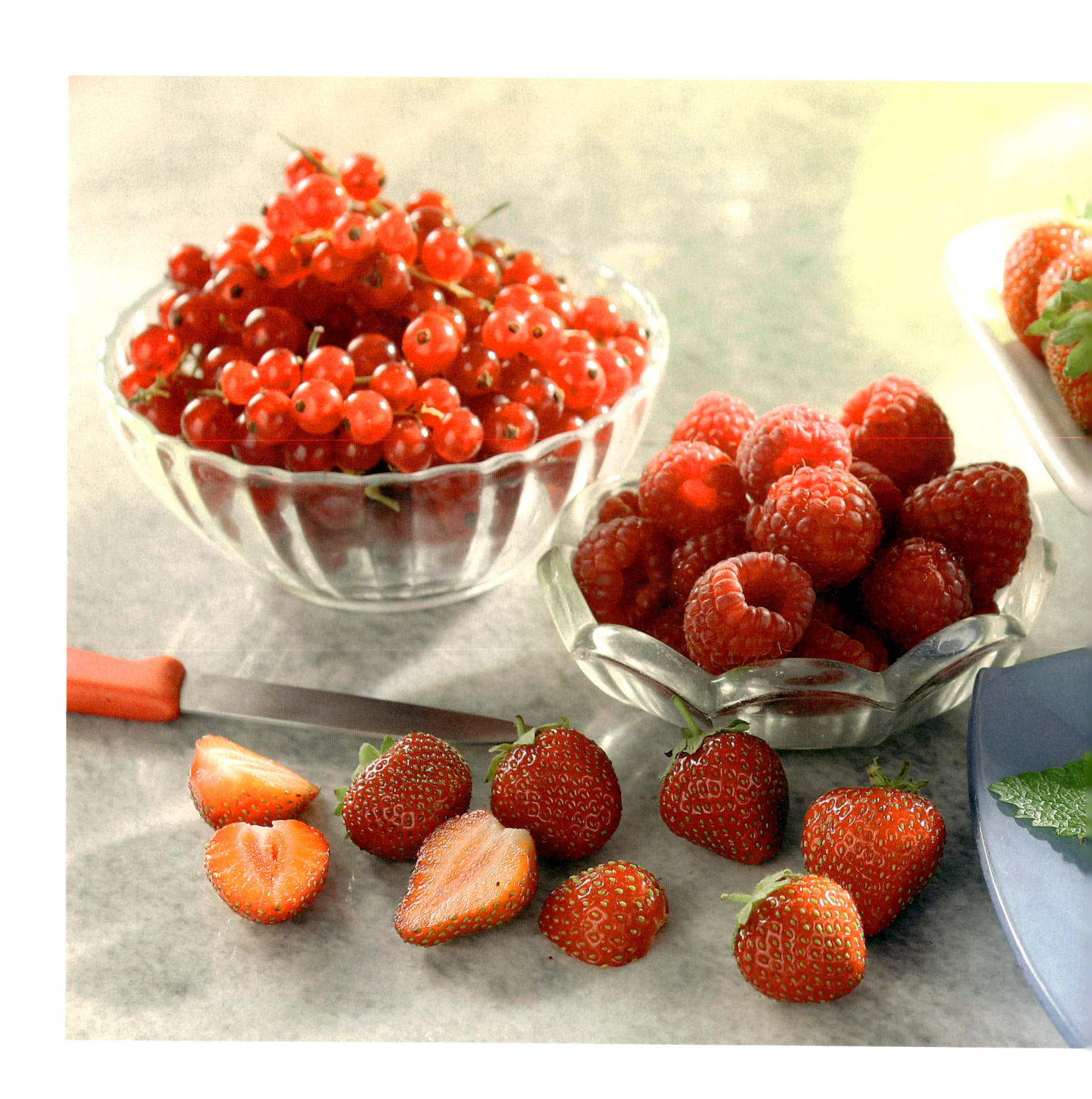

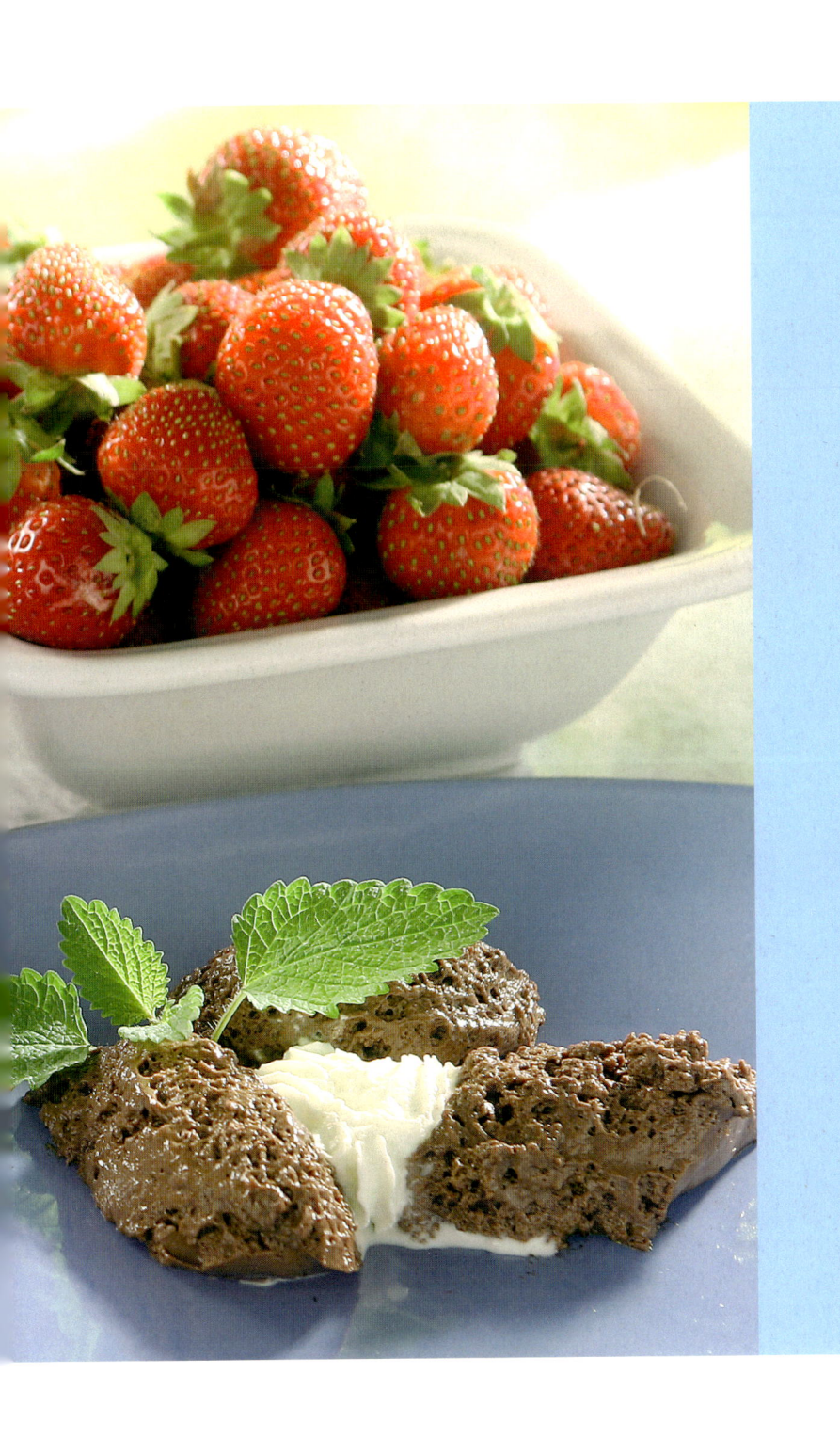

# Desserts und Süßspeisen

*Zum guten Schluss*

## Schwarzwälder Kirschchen

Mit diesem Dessert lässt sich ein starker Süßhunger sehr gut stillen. Und der Kakao macht gute Laune.

**Zutaten**

| | |
|---|---|
| 40 g | Buchweizen, ganz |
| 75 ml | Vollmilch |
| 1 EL | Kakao, stark entölt |
| 1 TL | Honig |
| 50 g | Kirschen |
| 70 g | Quark, 40 % Fett |

▮ Den Buchweizen mit der doppelten Menge Wasser im geschlossenen Topf einmal aufkochen. Danach unter fließendem, kaltem Wasser gründlich abbrausen und mit der Milch und dem Kakao zum Kochen bringen und etwa 5 Minuten bei schwacher Hitze garen. Den Honig hineinrühren und abkühlen lassen.

▮ Entweder frische Kirschen abspülen und entsteinen, tiefgekühlte auftauen oder Kirschen aus dem Glas nehmen und abtropfen lassen. Buchweizen, Kirschen und den Quark abwechselnd in eine Schüssel schichten. Die oberste Schicht sollte Quark sein. Mit einigen Kirschen garnieren und mit etwas Kakao bestreuen.

*Tipp*

Dieser Brei ist ganz besonders gut für Magenempfindliche geeignet.

**Nährstoffkonto:**

Kohlenhydrate, Vitamin $B_1$ und $B_6$

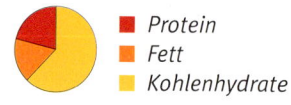

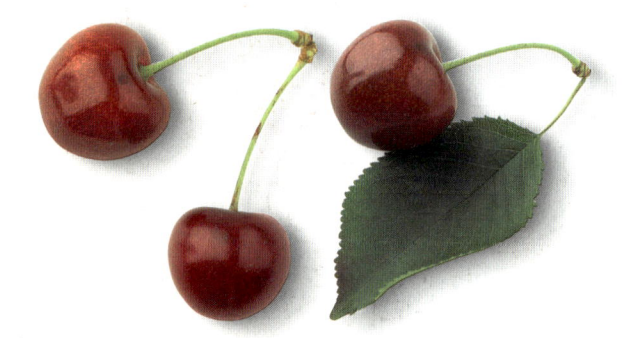

- *Protein*
- *Fett*
- *Kohlenhydrate*

DESSERTS UND SÜSSSPEISEN

Desserts

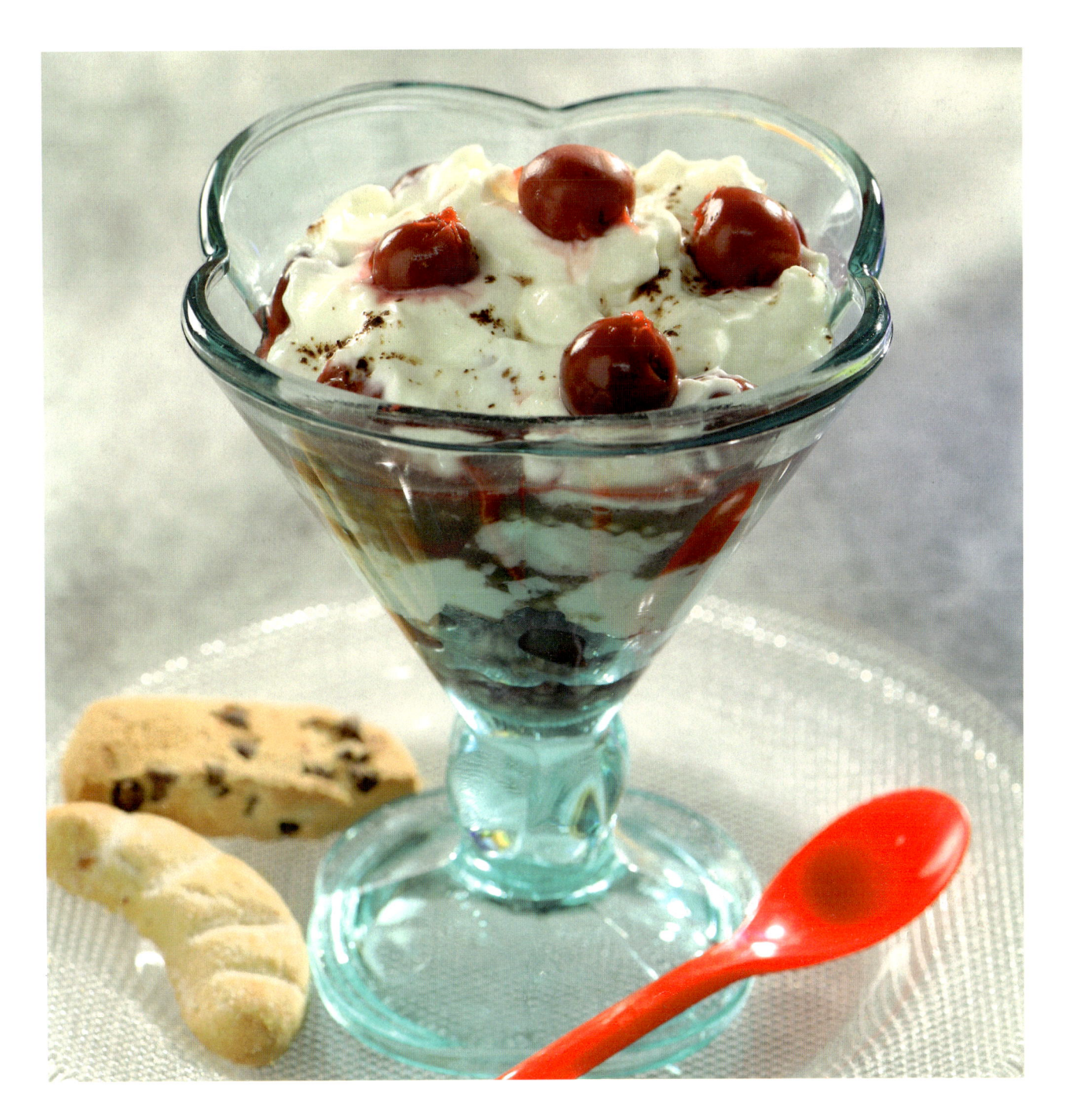

Zum guten Schluss

# Schoko-Nuss-Creme

Die Creme steckt voll mit Mineralstoffen und stärkt die Nerven.

### Zutaten

| | |
|---|---|
| 1 EL | Weizenvollkornmehl |
| | Zimt |
| | Vanille |
| 1 TL | Kakaopulver, stark entölt |
| 100 ml | Vollmilch |
| 15 g | Haselnüsse, gerieben |
| 1 EL | Honig |
| 1 EL | Zitronensaft, frisch gepresst |
| | etwas abgeriebene Zitronenschale, unbehandelt |
| 40 ml | Sahne |
| 1 | Walnuss |
| 2 | Scheiben Kiwi |

- Mehl, Zimt, Vanille und Kakao mit der Milch gut verrühren, unter ständigem Rühren aufkochen und zwei Minuten köcheln lassen. In die noch heiße Milch die Haselnüsse, den Honig, Zitronensaft und Zitronenschale einrühren und abkühlen lassen.

- Sahne steif schlagen, zwei Drittel davon unter die erkaltete Creme heben. In eine kleine Schale füllen und mit dem Rest Sahne, der Walnuss und den Kiwischeiben garnieren.

**Tipp**

Diese Nusscreme ist ein guter „Dickmacher", wenn Sie mal wieder an Gewicht zulegen müssen. Der Kakaoanteil wirkt angenehm anregend und hebt die Stimmung.

### Nährstoffkonto:

Kalzium, Protein, Magnesium, Vitamin $B_1$ und E

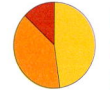

- Protein
- Fett
- Kohlenhydrate

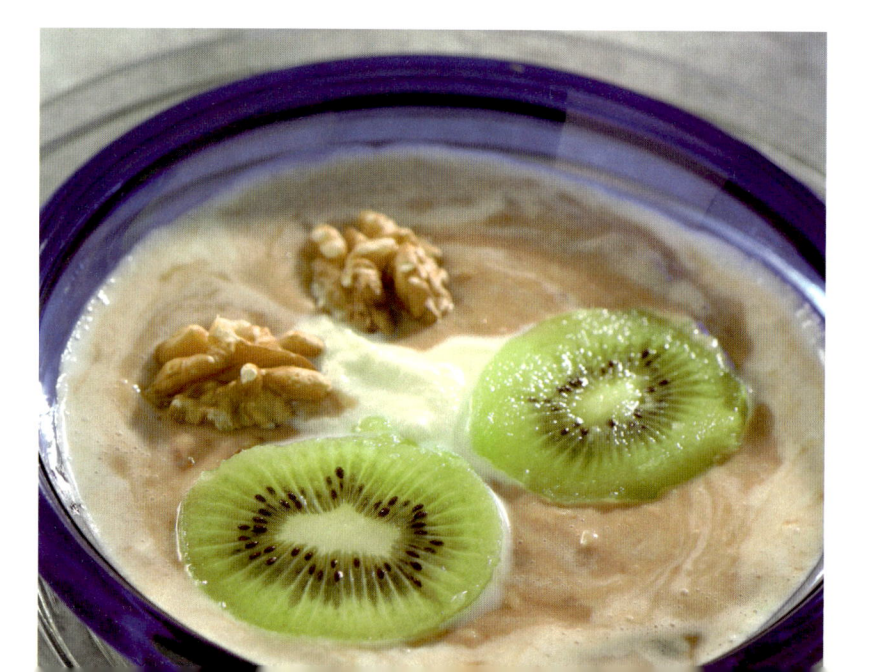

DESSERTS UND SÜSSSPEISEN

Desserts

## Bananen-Joghurt-Creme

### Zutaten

| | |
|---|---|
| 10 g | Haselnüsse |
| 150 g | Joghurt, min. 3,5 % Fett |
| 1 TL | Birnendicksaft |
| 1 | Msp. Vanille |
| 1 | Banane |
| 1 EL | Zitronensaft, frisch gepresst |

- Haselnüsse in einer Pfanne ohne Fett anrösten, abkühlen lassen und eventuell die losen Schalen entfernen. Joghurt mit Birnendicksaft und der Vanille glatt rühren (entweder Vanillemark aus einem Stück Schote kratzen oder echtes Vanillepulver verwenden).

- Banane schälen, mit etwas Zitronensaft beträufeln und pürieren. Bananencreme in ein Schälchen füllen, Vanillejoghurt darübergeben und mit den Haselnüssen bestreuen. Gekühlt servieren.

*Tipp*

Wer gerade zunehmen soll, ergänzt das Dessert mit 1 bis 2 Esslöffel Sahne.

### Nährstoffkonto:

Protein, Kalzium, Magnesium und Vitamin $B_1$, $B_6$

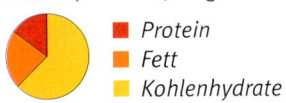

- *Protein*
- *Fett*
- *Kohlenhydrate*

## Erdbeeren mit Dip

### Zutaten

| | |
|---|---|
| 2 EL | Mandelblättchen |
| 30 g | Schmand, 20 % Fett |
| 40 g | Joghurt, min. 3,5 % Fett |
| ½ TL | Honig |
| ½ TL | Zitronensaft, frisch gepresst |
| 150 g | frische Erdbeeren |

- Gehobelte Mandeln in einer Pfanne ohne Fett kurz anrösten. Schmand mit Joghurt, Honig und Zitronensaft verrühren und abschmecken. Erdbeeren nur abwaschen, den Stiel nicht entfernen. Auf einem Teller Mandeln, Dip und Erdbeeren separat anrichten.

*Tipp*

Diese Nascherei wird ohne Besteck gegessen: Erdbeeren am Stiel anfassen, erst im Dip, dann in den Mandeln wenden und sofort essen ... für Genießer!

### Nährstoffkonto:

Protein, Vitamin C, Magnesium und Kalzium

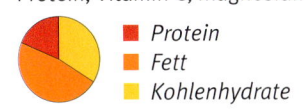

- *Protein*
- *Fett*
- *Kohlenhydrate*

## Tofucreme

### Zutaten

| | |
|---|---|
| 40 g | Tofu |
| 1 EL | Apfelsaft |
| 1 EL | Zitronensaft, frisch gepresst |
| 1 TL | Honig |
| 100 g | frische Brombeeren |

- Tofu mit Apfelsaft, Honig und Zitronensaft zu einer Creme pürieren. Beeren verlesen, kurz abspülen und über die Creme geben.

*Tipp*

Eine einfache Portion ist es ein leckeres Dessert. Als doppelte Portion eine gute Zwischenmahlzeit am Nachmittag. Statt Brombeeren können Sie auch Erdbeeren verwenden. Tofu bekommen Sie im Naturkosthandel, im Reformhaus oder in der Bioecke im guten Lebensmittelhandel und mittlerweile sogar bei verschiedenen Discountern.

### Nährstoffkonto:
Protein und Magnesium

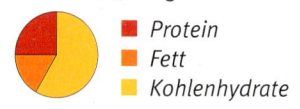

- Protein
- Fett
- Kohlenhydrate

## Orangencreme

### Zutaten

| | |
|---|---|
| 1 | Orange |
| 50 g | Quark |
| 20 g | Mascarpone |
| 1 TL | Birnendicksaft (oder Agavendicksaft) |
| 1 Pr. | Ingwer, gemahlen |
| 1 | Msp. abgeriebene Orangenschale, unbehandelt |

- Orange lauwarm abwaschen, halbieren und jeweils die Standfläche etwas begradigen, so dass sie gut aufliegen und nicht kippen. Fruchtfleisch herauslösen und in kleine Würfel schneiden.

- Quark mit Mascarpone verrühren und mit etwas Ingwer, Birnendicksaft und Orangenschale abschmecken. Die Orangenwürfel unter den Quark heben und die Masse in die Orangenhälften füllen. Kalt servieren.

*Tipp*

Wenn Sie keinen italienischen Mascarpone zur Hand haben, funktioniert's auch mit normalem Frischkäse.

### Nährstoffkonto:
Protein und Vitamin C

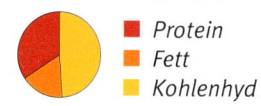

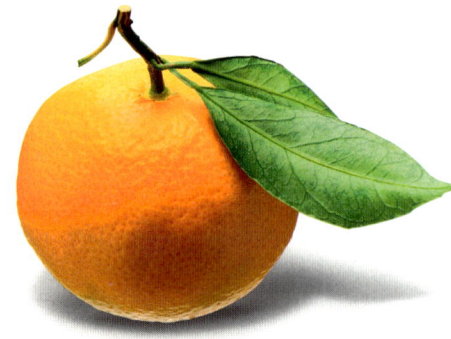

- Protein
- Fett
- Kohlenhyd

Anhang

# Rezeptverzeichnis

**A**

Avocadocarpaccio mit Zitrusfilets 78

**B**

Banane
  Bananen-Joghurt-Creme 139
  Gemüse-Ingwer-Pfanne mit Banane 116
Blattsalat mit Nussdressing 73
Brokkolisuppe 100
Buchwizenpfannkuchen, gefüllte 126

**C**

Chicoree mit Ingwer 84
Chinakohl
  Chinakohl mit Sesam 74
  Chinakohl mit Aprikosen und Hirse 92

**E**

Erdbeeren
  Erdbeeren mit Dip 139
  Sellerie auf Erdbeeren 80

**F**

Feldsalat
  mit Butterbrötchen 72
  mit Rinderfilet 70
Fenchelfrischkost 88
Filet mit Tagliatelle, überbackenes 130
Fisch
  bunter Fischtopf 110
  Fisch in Kräutersauce 108

Matjesbrot 66
Rotbarsch mit Wirsing 112
Fleischspieß, bunter 114

**G**

Gemüse
  asiatische Gemüsepfanne 118
  Brokkolisuppe 100
  Chinakohl mit Sesam 74
  Chinakohl mit Aprikosen und Hirse 92
  Fenchelfrischkost 88
  Gemüsefingerfood mit Dip 96
  Gemüse-Ingwer-Pfanne mit Banane 116
  Gemüsesuppe mit Hafer 98
  Paprikasalat 80
  Pastinakensalat 82
  Rote Bete in Orangensauce 124
  Rote-Bete-Suppe 100
  Rote-Linsen-Suppe 105
  Sellerie auf Erdbeeren 80
  Spargel-Bärlauch-Spaghetti 132
  Steckrüben-Karotten-Salat 87
  Tomaten-Champignon-Salat 82
Getreide
  Gefüllte Buchweizenpfannkuchen 126
  Gemüsesuppe mit Hafer 98

Hafer mit Gemüsestreifen 90
Hirsesuppe 104
Ratatouille mit Quinoa 120
Grapefruitkörbchen 64

**H**

Himbeershake 96
Hüttenkäsebrötchen 62

**K**

Karotten
  Karotten-Frischkäse-Brot 66
  Karottenpfannkuchen 128
  Karottensalat mit Honig 74
  Karottensüppchen 104
Kürbis
  Kürbissalat mit Apfel 76
  Kürbisstreifen in Knoblauchjoghurt 122
  Kürbissuppe mit Orangenfilets 102

**M**

Matjesbrot 66
Mohngrütze 62

**N**

Nudeln
  bunte Nudelpfanne 129
  Spirelli mit Roter Bete 132
  überbackenes Filet mit Tagliatelle 130

**O**

Orangencreme 140

**P**

Paprikasalat 80
Pastinakensalat 82

**R**

Ratatouille mit Quinoa 120
Rotbarsch mit Wirsing 112
Rote Bete
  Rote Bete in Orangensauce 124
  Rote-Bete-Suppe 100
  Spirelli mit Roter Bete 132
Rote-Linsen-Suppe 105

**S**

Schoko-Nuss-Creme 138
Schwarzwälder Kirschchen 136
Sellerie auf Erdbeeren 80
Sellerierohkost 76
Sommersalat 86
Spargel-Bärlauch-Spaghetti 132
Spirelli mit Roter Bete 132
Steckrüben-Karotten-Salat 87

**T**

Tofucreme 140
Tomaten-Champignon-Salat 82

**Z**

Zitronenkartoffeln 93
Zucchini
  Zucchini-Kohlrabi-Gemüse mit Filet 113
  Zucchinipuffer 94

Anhang

# Adressen und Bücher, die weiterhelfen

## Bücher (Ergänzend zu diesem Band unbedingt zu empfehlen)

Günter Reich, Cornelia Götz-Kühne, Uta Killius: Essstörungen. Magersucht – Bulimie – Binge Eating. Trias Therapie Kompass. Trias Verlag, Stuttgart 2004

Deutsche Gesellschaft für Ernährung: Referenzwerte für die Nährstoffzufuhr. 1. Auflage, Umschau/Braus, Frankfurt am Main, 2000

Elmadfa et al: Die große GU Nährwert Kalorien Tabelle. Gräfe und Unzer Verlag, München

GU Kompass: Vitamine, Gräfe und Unzer Verlag, München

GU Kompass: Mineralstoffe, Gräfe und Unzer Verlag, München

Kuni Becker: Die perfekte Frau und ihr Geheimnis. Rowohlt Verlag, Reinbek, 1994

Hilde Bruch: Der goldene Käfig. Das Rätsel der Magersucht. Fischer Verlag, Frankfurt/M. 17. Aufl. 2002

Christopher G. Fairburn: Ess-Attacken stoppen. Ein Selbsthilfeprogramm. Verlag Hans Huber Bern, Göttingen 2004

Wolfgang Herzog, Dietrich Munz, Horst Kächele: Essstörungen, Therapieführer und psychodynamische Behandlungskonzepte. Schattauer Verlag, Stuttgart 2004

Maja Langsdorff: Die heimliche Sucht, unheimlich zu essen; Fischer Verlag, Frankfurt/M., 2003

Volker Pudel, Joachim Westenhöfer: Ernährungspsychologie. Eine Einführung. Hogrefe Verlag, Göttingen, 1998

Günter Reich, Manfred Cierpka: Psychotherapie der Essstörungen. Georg Thieme Verlag, Stuttgart, 2001

Günter Reich: Familientherapie der Essstörungen. Hogrefe Verlag, Göttingen, 2003

Ulrich Schweiger, Achim Peters, Valerija Sipos: Essstörungen. Georg Thieme Verlag, Stuttgart 2003

Silja Vocks, Tanja Legenbauer: Körperbildtherapie bei Anorexia und Bulimia nervosa. Ein kognitiv-verhaltenstherapeutisches Behandlungsprogramm. Hogrefe Verlag, Göttingen 2005

Bärbel Wardetzki: „Iss doch endlich mal normal!" Hilfen für Angehörige von essgestörten Mädchen und Frauen. Kösel Verlag, München, 1996

## Adressen

Verband der Oecotrophologen e.V.
Reuterstr. 161
53113 Bonn
www.vdoe.de
dort erhalten Sie Anschriften von kompetenten Ernährungstherapeuten

Verbraucherzentrale Bundesverband (vzbv) e.V.
Markgrafenstr. 66
10969 Berlin
Versandservice für Broschüren unter:
E-Mail: versandservice@vzbv.de
dort erhalten Sie z. B. Informationen zu den Themen: Schadstoffe, Diäten, Nahrungsergänzungsmittel

Deutsche Gesellschaft für Ernährung (DGE) e.V.
Godesberger Allee 18
53175 Bonn
www.dge.de
dort erhalten Sie Broschüren und Informationen rund um Ernährungsthemen

Frankfurter Zentrum für Essstörungen e.V.
Hansaallee 18
60322 Frankfurt
www.essstoerungen frankfurt.de

Hierüber finden Sie weitere Adressen (z. B. von Beratungsstellen und Kliniken) und weitere Hinweise:
Bundeszentrale für gesundheitliche Aufklärung (BzgA)
51101 Köln
Telefonberatung: (0221) 89 20 31 Internet: www.bzga-essstoerungen.de

Bundesfachverband Essstörungen e.V.
c/o ANAD e.V.
Pilotytsr. 6 /Rgb.
80538 München
Tel. (089) 23 68 41 19
Internet:
www.bundesfachverbandessstoerungen.de
E-Mail: bfe-essstoerungen@gmx.de

# Impressum

*Bibliografische Information der Deutschen Nationalbibliothek*
Die Deutsche Nationalbibliothek verzeichnet diese Publikation in der Deutschen Nationalbibliografie; detaillierte bibliografische Daten sind im Internet über **http://dnb.d-nb.de/** abrufbar.

Programmplanung: Sibylle Duelli

Redaktion: Anja Fleischhauer
Bildredaktion: Anja Fleischhauer
Umschlaggestaltung und Layout: Cyclus · Visuelle Kommunikation, Stuttgart

Umschlagfoto: Stockfood
Fotos im Innenteil:
Creativ Collection: S. 73, 86, 112; MEV: S. 4, 8/9, 105, 129, 136, 140; Photo Disc: S. 93; Pixelquelle: S. 102; Stockfood: S. 3; stock.xchng: S. 84, 128; alle übrigen Fotos: Fridhelm Volk, Stuttgart
Die abgebildeten Personen haben in keiner Weise etwas mit der Krankheit zu tun.

© 2007 TRIAS Verlag in MVS Medizinverlage Stuttgart GmbH & Co. KG
Oswald-Hesse-Straße 50, 70469 Stuttgart

Printed in Germany

Satz: OADF, Holzgerlingen
gesetzt in: Adobe InDesign
Druck: Druckhaus Götz GmbH, Ludwigsburg

Gedruckt auf chlorfrei gebleichtem Papier

ISBN 978-3-8304-3348-4        1 2 3 4 5 6

**Wichtiger Hinweis:** Wie jede Wissenschaft ist die Medizin ständigen Entwicklungen unterworfen. Forschung und klinische Erfahrung erweitern unsere Erkenntnisse, insbesondere was Behandlung und medikamentöse Therapie anbelangt. Soweit in diesem Werk eine Dosierung oder eine Applikation erwähnt wird, darf der Leser zwar darauf vertrauen, dass Autoren, Herausgeber und Verlag große Sorgfalt darauf verwandt haben, dass diese Angabe dem **Wissensstand bei Fertigstellung des Werkes** entspricht.
Für Angaben über Dosierungsanweisungen und Applikationsformen kann vom Verlag jedoch keine Gewähr übernommen werden. Jeder Benutzer ist angehalten, durch sorgfältige Prüfung der Beipackzettel der verwendeten Präparate und gegebenenfalls nach Konsultation eines Spezialisten festzustellen, ob die dort gegebene Empfehlung für Dosierungen oder die Beachtung von Kontraindikationen gegenüber der Angabe in diesem Buch abweicht. Eine solche Prüfung ist besonders wichtig bei selten verwendeten Präparaten oder solchen, die neu auf den Markt gebracht worden sind. **Jede Dosierung oder Applikation erfolgt auf eigene Gefahr des Benutzers.** Autoren und Verlag appellieren an jeden Benutzer, ihm etwa auffallende Ungenauigkeiten dem Verlag mitzuteilen.

Die Ratschläge und Empfehlungen dieses Buches wurden vom Autor und Verlag nach bestem Wissen und Gewissen erarbeitet und sorgfältig geprüft. Dennoch kann eine Garantie nicht übernommen werden. Eine Haftung des Autors, des Verlages oder seiner Beauftragten für Personen, Sach- oder Vermögensschäden ist ausgeschlossen.

Geschützte Warennamen (Warenzeichen) werden nicht besonders kenntlich gemacht. Aus dem Fehlen eines solchen Hinweises kann also nicht geschlossen werden, dass es sich um einen freien Warennamen handelt.

Das Werk, einschließlich aller seiner Teile, ist urheberrechtlich geschützt. Jede Verwertung außerhalb der engen Grenzen des Urheberrechtsgesetzes ist ohne Zustimmung des Verlages unzulässig und strafbar. Das gilt insbesondere für Vervielfältigungen, Übersetzungen, Mikroverfilmungen und die Einspeicherung und Verarbeitung in elektronischen Systemen.

# Wochenpläne

**Wochenplan für normales Gewicht zwischen 60 und 70 kg**
(Körpergröße ca. 1,55–1,85 m, vgl. BMI-Tabelle)

GEWICHT 60–70 KG

| Mahlzeit | Montag | Dienstag | Mittwoch | Donnerstag | Freitag | Samstag | Sonntag |
|---|---|---|---|---|---|---|---|
| Frühstück | 50 g Müsli, 150 g Joghurt, pur und 1 Stück Obst nach Wahl | Matjesbrot (S. 66) | Mohngrütze (S. 62) | Karotten-Frischkäse-Brot (S. 66) | Grapefruit-Körbchen (S. 64) | 1 Vollkornbrötchen mit 10 g Butter, Wurst/Käse und 2 TL Konfitüre 1 Stück Obst nach Wahl | Hüttenkäse-Brötchen (S. 62) |
| Zwischen-Mahlzeit | 1 Stück Obst nach Wahl | 1 Milchbrötchen | Möhrensalat mit Honig (S. 74) 1 Vollkornbrötchen | 2 Stück Obst nach Wahl | 1 Laugenstange | Sellerierohkost (S. 76) | 2 Stück Obst nach Wahl |
| Mittagessen | Nudelpfanne (S. 129) Orangencreme (S. 141) | Rote-Linsen-Suppe (S. 105) 1 Baguettebrötchen | Buchweizenpfannkuchen (S. 126) 25 g Schokolade | Kürbisstreifen in Knoblauchjoghurt (S. 122) | Rotbarsch mit Wirsing (S. 112) | Hirsesuppe (S. 104) Zitronenkartoffel (S. 93) | Zucchini-Kohlrabi-Gemüse mit Filet (S. 113) |
| Zwischen-Mahlzeit | 1 Rosinenbrötchen Chicorée mit Ingwer (S. 84) | Grapefruit-Körbchen (S. 64) | Himbeershake (S. 96) 1 Milchbrötchen | Bananen-Joghurt-Creme (S. 139) | Schoko-Nuss-Creme (S. 138) | Erdbeeren mit Dip (S. 139) | 1 Stück Kuchen nach Wahl mit 2 EL Schlagsahne |
| Abendessen | Rote-Bete-Suppe (S. 100) 1 Sch. Vollkornbrot mit 5 g Streichfett und 30 g Bergkäse | Feldsalat mit Rinderfilet (S. 70) 2 Sch. Vollkornbrot mit 10 g Streichfett und 30 g Käse und 30 g Schinken | Paprikasalat (S. 80) 1 Sch. Vollkornbrot mit 5 g Streichfett und 30 g Bergkäse | Blattsalat mit Nussdressing (S. 73) 2 Sch. Vollkornbrot mit 10 g Streichfett und 30 g Bergkäse und 30 g Schinken | Avocadocarpaccio mit Zitrusfilets (S. 78) 1 Vollkornbrötchen und 1 Sch. Vollkornbrot mit 30 g Frischkäse | Zucchinipuffer (S. 94) 25 g Schokolade | Feldsalat mit Butterbrötchen (S. 72) |